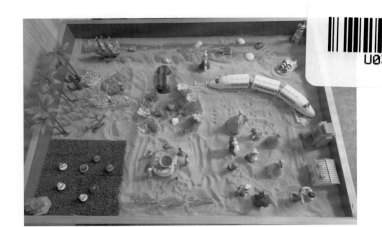

图3-2　第十次沙盘作品

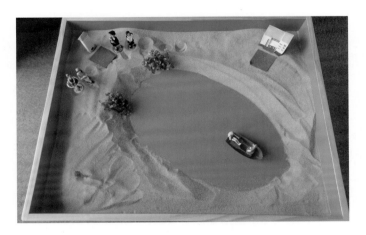

图3-6　第八次沙盘作品（a）

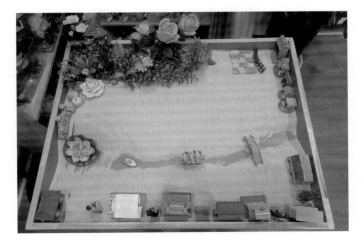

图3-7　某一次沙盘作品

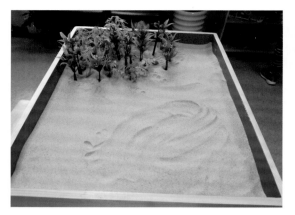

图5-1　分离性焦虑案例第一次沙盘画面

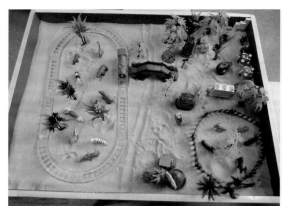

图5-2　分离性焦虑案例第二次沙盘画面

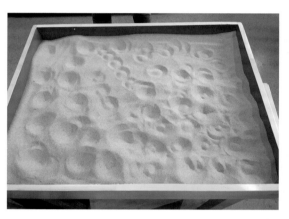

图5-6　分离性焦虑案例第十二次沙盘画面

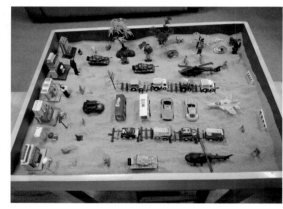

图5-7　青春期情绪障碍案例第一次沙盘画面

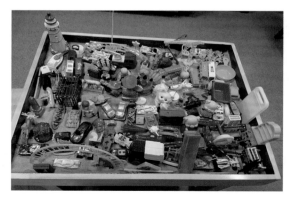

图5-18　ASD案例第一次沙盘画面（c）

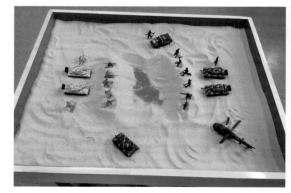

图5-25　躯体化障碍案例第一次沙盘画面（a）

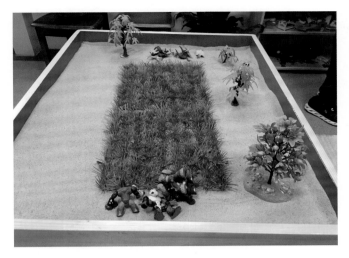

图5-27　躯体化障碍案例第三次沙盘画面

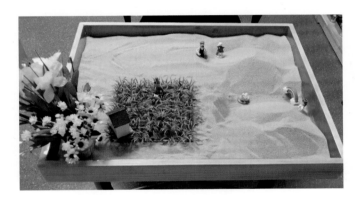

图6-1　初始沙盘航拍图

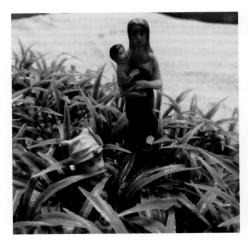

图6-2　初始沙盘航拍图局部

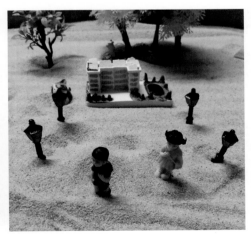

图6-4　第三次沙盘航拍图局部

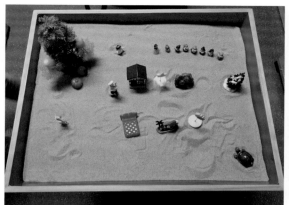

图6-6　第五次沙盘航拍图

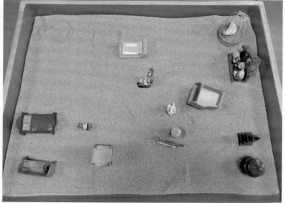

图7-9　围产期团体沙盘案例第四次沙盘画面

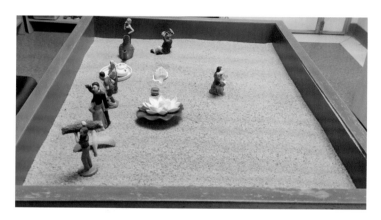

图7-4　月经不调个体沙盘案例第十次沙盘画面

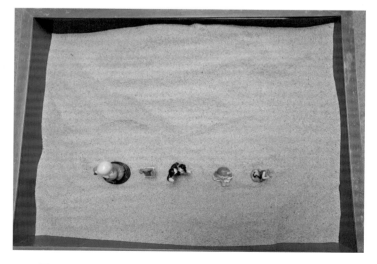

图7-12　伴有强迫症的围产期个体沙盘案例第四次沙盘画面

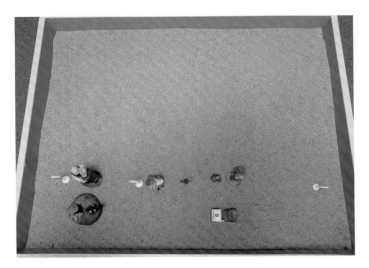

图7-14　伴有强迫症的围产期个体沙盘案例第九次沙盘画面

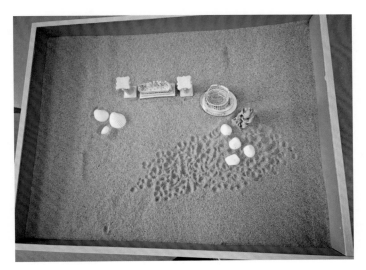

图7-15　产后抑郁案例第一次沙盘画面

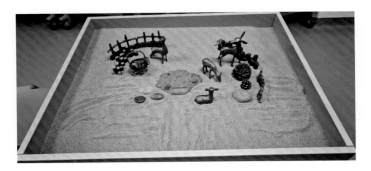

图7-17　产后抑郁案例第八次沙盘画面

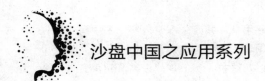

沙盘中国之应用系列

团体沙盘心理技术在医疗卫生领域的应用与实践指导

曲云霞　王舒娟　周　翔　主　编

易全英　李　渤　王国华　白丰瑞　副主编

于　晶　主　审

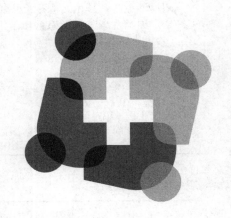

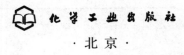

·北京·

内容简介

本书为沙盘心理技术在医疗领域实践的指导用书，共分为八章内容。书中有代表性地选择了沙盘心理技术应用于临床的几个重点领域，如精神疾病、危机干预、儿童青少年心理和行为问题、肿瘤性疾病、妇产科领域以及医护人员心理建设等。相关章节结合了较丰富的临床案例，将沙盘心理技术（个体、团体）如何应用于目标人群、目标人群的心理特点、应用注意事项等做了较全面的阐述，并以实际应用的效果体现了沙盘心理技术在医疗领域，特别是在心身医学方面应用的实效性。

本书详细介绍了沙盘心理技术这个充满智慧的心理咨询与治疗的方法，不仅能有效地帮助来访者，也有助于心理工作者实现自我成长，可为临床心理工作者提供具体且必要的操作指导。

图书在版编目（CIP）数据

团体沙盘心理技术在医疗卫生领域的应用与实践指导/曲云霞，王舒娟，周翔主编． —北京：化学工业出版社，2024.3
（沙盘中国之应用系列）
ISBN 978-7-122-44928-3

Ⅰ．①团…　Ⅱ．①曲…②王…③周…　Ⅲ．①医疗卫生服务-研究-中国　Ⅳ．①R199.2

中国国家版本馆CIP数据核字（2024）第043972号

责任编辑：李彦玲　　　　　　　　　　文字编辑：李　双　谢晓馨　刘　璐
责任校对：李露洁　　　　　　　　　　装帧设计：王晓宇

出版发行：化学工业出版社（北京市东城区青年湖南街13号　邮政编码100011）
印　　装：大厂聚鑫印刷有限责任公司
710mm×1000mm　1/16　印张11½　彩插3　字数222千字
2024年6月北京第1版第1次印刷

购书咨询：010-64518888　　　　　　售后服务：010-64518899
网　　址：http://www.cip.com.cn
凡购买本书，如有缺损质量问题，本社销售中心负责调换。

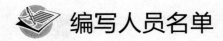 编写人员名单

主　编　曲云霞　王舒娟　周　翔

副主编　易全英　李　渤　王国华　白丰瑞

编　者（按姓氏笔画排序）

　　　　　王　宁　王国华　王舒娟　白丰瑞

　　　　　冯月鹤　曲云霞　朱岳梅　李　渤

　　　　　李国华　陈　强　易全英　周　翔

　　　　　周志春　钟洁琼　郭翠华　廖　平

主　审　于　晶

前言

　　越来越多的科学家、心理学家和社会学家研究发现，由心理因素导致的身体疾病是造成现代人死亡率升高的重要原因之一。人们越来越意识到心理、社会的状况对身体的健康有巨大的影响，因此关注及研究如何用不同于传统生物医学模式的方法来治疗心身疾病患者，必然成为心身医学的主要任务之一。

　　当代社会中竞争和压力无处不在，形成所谓的"内卷文化"。长时间和高强度的压力带来的各种普遍的心理和身体问题（现代病）也向医学界提出了新的挑战。医学领域的长期实践已经证明，对患者心理因素的忽略会给医疗效果带来不良的影响。随着心理学、精神病学与医学的关系变得越来越紧密，众多综合性医院已经设立精神科或心理科，精神科医生常常被邀请参加对具有精神疾病症状或情绪紧张的躯体疾病患者的会诊。躯体疾病和心理病症的综合性治疗将越来越普遍。今后将会有这样一个趋势，临床医生越来越需要掌握心理学、精神病学和心身医学知识，而精神科医生也越来越需要学会与内科医生合作诊疗。

　　沙盘心理技术提供了一个机会，来访者可以用意象来呈现发生在个人内在和外在世界的各种状况，将来访者的心灵语言借助沙、水、小玩具等在沙盘中进行具体化的表达。这些意象成为来访者和心理治疗师沟通无意识内容的语言，从而使来访者对自己有更深刻的理解，并且开始实现行为的改变。

　　沙盘心理技术是目前国际上流行的、实用的心理咨询与治疗技术。对各种不同心理治疗取向的治疗师来说，沙盘心理技术都是一个有力、好用的工具。它是一个充满乐趣且意义深远的心理治疗方法。"一粒沙是一个世界，反映着智者的思考与智慧，沙盘中展现出的美妙的心灵花园，则是沙盘游戏治疗的生动意境。把无形的心理内容以某种适当的象征性方式呈现出来，便是沙盘游戏的无穷魅力和动人力量之所在。"

沙盘心理技术在中国的引入和发展要感谢国际沙盘游戏治疗学会（ISST）的前辈们，以及中国的申荷永教授、张日昇教授等人，正因为有他们的努力，团体沙盘心理技术才得以发展到今天。健心海专家团队近十五年致力于团体沙盘心理技术在中国的发展，形成了具有中国特色的"四不二重"即"不分析、不解释、不评价、不判断、重感受、重陪伴"的核心理念和"以游戏的心态积极、认真、用心参与，带着关爱陪伴、守护、观照，耐心倾听、等待，默默欣赏，用心感受，必要时真诚分享"的沙盘心理技术工作过程，在此基础上进行沙盘心理技术的操作与应用，发挥沙盘心理技术真正的治愈功能，使更多行业、更多的人获益。

目前在综合医院心理咨询与治疗的工作开展得还不够普及和深入，尤其是对心理治疗技术的深入了解和应用不够，缺少一些具体的、实用的和可操作的技术指导手册来帮助医务工作者在临床开展心理健康和心理治疗工作。这本书凝聚了我们团队近十五年沙盘心理技术中国本土化历程中丰富的临床实践经验，每个章节在介绍基本理论的基础上，均有丰富的临床案例呈现，为临床一线的医务工作者提供了一本实用的、操作性强的指导手册，对临床心理工作者更好地应用沙盘心理技术起到了直观、有针对性的指导作用。

如果你是一名在医疗机构工作的心理咨询师或心理治疗师，或是一名心身科、精神科医生，本书将会使你了解和掌握沙盘心理技术这个充满智慧的心理咨询与治疗的方法。本书不仅能有效地帮助来访者，也有助于心理工作者实现自我成长，更好地共情来访者，解决反移情问题，同时也给临床心理工作者提供具体且必要的操作性指导。

本书由王舒娟负责第一章、第六章、第八章的编写，王国华负责第二章的编写，李渤负责第三章的编写，曲云霞负责第四章的编写，易全英负责第五章的编写，周翔负责第七章的编写，白丰瑞负责英文文献的翻译和校对并参与第四章、第八章的编写，感谢各位编委的辛勤付出和努力。本书得到许多心理咨询与治疗领域的专家的指导，尤其是团体沙盘心理技术创始人于晶老师对本书的创意、专业指导，直至书稿的审阅修改，都倾注了很多心血，在此表示衷心的感谢。

我们希望通过本书的出版，把我们团队近十五年在团体沙盘心理技术领域里的研究探索和临床实践经验，分享给广大的临床心理工作者，为中国人的心理健康做出自己的一份努力，为团体沙盘心理技术在中国深入、广泛、持久地应用而努力，为把具有中国特色的团体沙盘心理技术推向国际而努力！

编　者

2023 年 10 月

目录 CONTENTS

目录 CONTENTS

第一章
关于心身医学

一、心身医学概述

（一）心身医学的思想渊源

　　心身医学作为一种医学思想、观念，并非现代医学首创，最早起源于我国的传统医学。《黄帝内经》是现存最早的医学典籍，其中有很多对心身疾病的描述，如《素问·举痛论》中"悲则心系急，肺布叶举，而上焦不通，荣卫不散"，即描述因情绪而引起的心绞痛、心肌梗死等心身疾病；还有对健康的认识，如《素问·生气通天论》认为"阴平阳秘，精神乃治"，即人体阴阳平衡正常，则精神亦正常。更为重要的是，它以整体观看待人的生命，不仅认识到人体结构之间、人体心理与生理、形体与精神的统一性，即它们之间相互依存、相互协调、相互影响，也认识到人与环境、人与自然的依存关系，即"天人合一"。"天人合一"是《黄帝内经》提倡的"和谐之道"，而达到"和谐"的途径就是"内在探索"，于此，"内"既包括人的气血津液、骨骼筋脉，即身体结构，也包括人的神志、情志，即人的精神、情绪、心理模式。这是《黄帝内经》的思想精髓，为中医心理学理论奠定了基础，也在其问世的两千多年后与现代医学理念、现代心理学理论与实践高度契合。

（二）心身医学的萌芽与发展

　　"心身"以及"心身医学"作为专有名称来自西方。1918年德国精神医师海因洛特（Heinroth）提出了心身医学的最初概念，之后逐渐演变成心身医学（Psychosomatic Medicine）一词，自此心身医学开始作为一种概念存在于较长的一段时间里。随着人类社会以及医学发展，特别是人本主义观念兴起并日益受到广泛关注后，心身医学开始逐渐在世界各国发展起来。

德国和美国在心身医学发展模式方面的探索更具代表性。德国对心身疾病开始进行研究的时间较早，到19世纪后半叶德国已经很重视心身医学的研究，德国学者曾提到"全部躯体疾患都可能表现出心身相关的症状"，并重视医学心理学与医学之间的综合关系，强调医学心理学是所有医务工作者的必修科目。到20世纪70年代，德国已经有了心身医学学科和心身医学医师，是为数不多的心身医学科与精神科并存而独立的国家。

美国的情况则不同，早期主要是会诊－联络精神医学模式，心身医学主要由精神科医生开展。具有重要意义的事件包括：1904年芝加哥建立第一所儿童门诊，1934年已建立起50个会诊－联络"心身医学"病房，其间开展了对心身医学临床实践的积极探索；1936年美国成立心身医学学会，1939年、1953年《心身医学》（*Psychosomatic Medicine*）和《心身学》（*Psychosomatics*）先后创刊，2003年获美国医学专业委员会批准心身医学成为亚专业。心身医学经过百余年的发展，与最初作为一种概念存在相比，其内涵更加丰富，初步达成了理论化和系统化。

20世纪80年代前，心身医学还没有真正发展起来，关于心身医学的讨论多限于哲学层面和精神医学范围，医学注重的是疾病与人的生物属性方面相关的诊治因素，而对疾病与人的心理和社会属性方面则缺乏关注，因而称之为生物医学模式。随着对自身和疾病的认识逐渐深入，人类意识到现代人早已从生物学意义上的自然人转化为具有社会和经济属性的社会经济人，身处的环境除自然环境、家庭环境之外，还包括政治、经济、文化、国际竞争等更为复杂多变的环境；现代疾病较之过去也发生了明显的改变，从传染性疾病为主而逐步转变为以心脑血管病、恶性肿瘤等非传染性疾病为主，越来越凸显出心理和社会因素的作用，从而疾病的发生、发展、演化也由生物学层次深入心理和社会层次，心理和社会因素也就成为医学中不可忽视的因素。因此联合国世界卫生组织把人的健康的定义"身体、心理和社会上的完满状况"写进1948年的成立宣言中；美国精神病学家和内科专家恩格尔（Engel）基于十多年对疾病的单一生物医学模式的观察和批判性思维，于1977年在《科学》杂志发表了著名的文章《需要一种新的医学模式——对生物医学的挑战》，正式提出生物－心理－社会整体医学模式，为整体医学倾向的心身医学走向临床奠定了理论基础，此后的心身医学越来越趋向关注综合医院非精神科的社会心理问题。

（三）心身医学的概念

心身医学是医学的分支学科，主要探讨心（精神、心理、社会、文化、伦理、道德等）与身（躯体的结构与功能）之间的相互关系在健康的维护和疾病发生、发展、康复中的作用。心身医学也被称为心理生理医学。由于各种学派观点存在差异、不同学科研究的方面不同，迄今为止，心身医学其实并没有统一的定义。但是随着近几十年心身医学的发展，其主要任务已很明确，即阐明社会环境和心理因素在保持健康、疾病发生和发展、指导治疗和预防疾病中的作用或意义。

心身医学从临床流派上主要分为精神医学倾向的心身医学和整体医学倾向的心身医学。前者认为心身医学是精神科的亚专业学科，研究对象仅仅是心身病症，重在研究心身疾病的病因、病理机制、诊断、治疗和预防等问题，从形式上基本等同于会诊－联络精神病学，从业者是精神科医生，本质上仍然是狭义的精神病学，即更关注所针对的心身疾病。后者作为一种方法或手段用于包括精神科在内的临床各科，在诊断和治疗过程中全面考虑生物学因素、社会学因素和心理学因素的综合作用，本质上是广义的心身医学，即认为所有的健康和疾病问题都不同程度地涉及心身之间的互动关系，需要以各种可用的方法做到心身兼顾。它强调的是一种健康医疗的合理观念，主张包括精神科医生在内的所有医生都可以通过短期系统培训，如学习心理学、精神病学等相关知识从事心身医学工作。针对临床上用单一生物医学难以解释的症状、难以解决的问题，这种对疾病的整体观念有助于正确评价生物、心理和社会因素之间的联系，已成为临床上认识和处理疾病的方向，有利于在整体心身医学模式下通过实践，探索、归纳、总结出更加科学、有效的方法，因此也更顺应心身医学今后的发展趋势。

始于20世纪30年代的心身医学相关的所有的探索、研究和创新，既推进了心身医学向临床应用的实质性转化，也促进了生物医学模式向生物－心理－社会医学模式的转化。

二、心身疾病

（一）心身疾病的概念和特点

心身疾病的概念自产生之后一直都在发展变化之中。尽管在不同的疾病分类当中，心身疾病的内涵和名称各有不同，但多描述为"心理社会因素在疾病的发生、发展过程中起重要作用的躯体器质性疾病和躯体功能性障碍，但无明显的精神活动或行为障碍的一组疾病"。

心身疾病的特点包括：① 以躯体症状为主，有明确的病理生理过程；② 某种个性特征是疾病发生的易患素质；③ 疾病的发生和发展与心理社会应激和情绪反应有关；④ 生物或躯体因素是某些心身疾病的发病基础；⑤ 心身疾病通常发生在自主神经支配的系统或器官；⑥ 心身综合治疗比单用生物学治疗效果好。

（二）心身疾病的相关因素

心身疾病与多种因素相关，各种因素之间又互有联系和影响，主要分为社会心理因素和生物因素两大类。

1.社会心理因素

（1）重大生活事件和社会事件

重大生活事件是指人们的生活和工作环境、社会人际关系、家庭状况、经济条件、文化风俗、社会地位、宗教信仰、种族观念、婚姻状况等因素发生的某种变化，对人的身心有严重威胁和损害的事件。这些事件使当事人感受到威胁，并产生较明显的消极情绪体验，处于一种应急反应状态。长期处于这种状态往往会引起各种心理障碍或心身疾病。

重大社会事件是指由于社会发生各种难以预料的重大变动所造成的客观事实，如战争、社会动乱、自然灾害、重大生产事故、重大交通事故、罢工等，以及就个人而言的职业突然变化、家庭突发变故、亲人突然离世、身边人的突然受害等。它们都可以引起经济法律关系的产生、变更或终止，进而影响人的身心状态。

（2）人际关系

人的心理健康需要依托良好的人际关系。心理学将人际关系定义为人与人在交往中建立的直接的心理上的联系。人际关系是人际交往关系的总称，包括亲属关系、朋友关系、学友（同学）关系、师生关系、雇佣关系、战友关系、同事关系、领导与被领导关系等。人与人的交往会出现矛盾冲突，产生情绪波动，从而对心理健康造成不同程度的冲击。人际关系和谐，人与人之间互相关心、互相帮助，就可以减小心理压力，化解心理障碍，有利于心身健康。人际关系恶劣，矛盾冲突不能得到有效的化解，就很容易出现心身困扰，乃至心身疾病。在各种关系中，亲密关系（包括非性的亲密关系）的受损是最具破坏性的，其他关系对心理健康的影响程度则因每一个人的生活环境、生活经历不同而有所不同。

（3）文化因素

影响人的心理健康的文化因素包括宗教信仰、民族认同、风俗习惯、民族生态环境和民族经济发展水平。例如，宗教信仰中的价值观引发的心理问题；民族认同中无法被主流文化接纳，又不想认同本民族文化的特殊群体的心理问题；风俗习惯中一些不良的习俗如"重男轻女""薄养厚葬"等观念导致的心理问题等，都可使当事人面临巨大的压力进而产生心身疾病。这些因素并非单独存在，而是多种因素相互联系、相互依赖，共同发挥作用，形成了不同民族在文化心理方面的特殊性，并制约着其心理的健康发展。

（4）人格因素

人格即人的个性心理特征，指人的多种心理特点的一种独特的结合，个体经常、稳定地表现出来的心理特点。人格比较集中地反映了人的心理面貌的独特性、个别性，主要包括能力、气质、性格。其中，能力标志着人在完成某种活动时的潜在可能性上的特征；气质标志着人在进行心理活动时，在强度、速度、稳定性、灵活性等动态性质方面结合的独特的个体差异性；而性格则更鲜明地显示着人对现实的态度和与之相适应的行为方式上的个人特征。个性是一种动力组织，是可以发展变化的。

个性特征决定人对应激事件的认知与评价，向有机体提出适应和应对的要求，并进而导致应激反应。同时，个性也决定不同的情绪反应方式。例如，当一个应激事件发生时，个性特征决定个体是否能从主观上认可、接纳所发生的事件，判断事件的性质、严重程度，以及情绪反应的类型、强弱和时长。因此对应激事件的内心体验、认知评价、情绪变化因人而异，一些人的个性特征可以改善对应激事件的认知，使紧张事件对人体的危害降到最低程度，而另一些人不仅对外界刺激过分敏感，还容易积累刺激，通过自主神经功能的活动导致或强化躯体反应，进而产生一定的躯体组织器官的病理改变。因此个性特征与心身疾病也有着密切的关系。个人的早年经历和遭遇会对其身心发展产生深远影响。精神分析学派创始人弗洛伊德认为：个人的早期经验对健康人格的形成至关重要，有些心身病症的病因可以追溯到患者早年的心理创伤，应注重精神动力学❶分析，探索个体早年的心理矛盾与目前症状之间的关系。

（5）需求障碍

人有各种需求，需求是人的行为动力所在。美国心理学家马斯洛将人类需求像金字塔一样从低到高分为五个层次，分别是：生理需求（对饥、渴、性的需求）、安全需求（对安全、秩序、稳定，以及免除恐惧、威胁与痛苦的需求）、社交需求（与他人建立情感联系，以及隶属于某一群体并在群体中享有地位的需求）、尊重需求（对成就或自我价值的个人感觉，以及他人对自己的认可与尊重的需求）和自我实现需求（人希望最大限度地发挥自身潜能，不断完善自己，完成与自己的能力相称的一切事情，实现自己理想的需求）。从长期的社会实践中不难观察到，人的需求，从最基本的生理需求到最高层次的自我实现需求中的任何一个或多个需求受阻，得不到满足，就会成为精神异常和躯体病变的重要起因。

2.生物因素

（1）遗传与疾病易感性

几乎所有的人类疾病都与遗传因素相关，疾病易感性通常指遗传易感性（也称遗传倾向），即基于个人遗传背景的多基因遗传病发病风险，也就是说来

---

❶ 精神动力学（psychodynamics）也称心理动力学、动力心理学或精神分析学。由弗洛伊德在20世纪初创立发展起来。认为人的行为是一种生物本能，受内部强大的力量驱使并影响。该理论把人看作是由内部和外部力量组成的一个复杂的网络，首次承认人的天性并非总是理性的，行为可能被不在意识范围内的动机所驱使。

源于父母一方或双方的特定遗传变异在某些情况下会诱发疾病。本章所讨论的心身疾病就属于多基因疾病（也称复杂性疾病），是涉及两个或两个以上的基因且通常和多种环境因素共同作用导致的某些疾病。虽然复杂性疾病通常聚集在家庭，但它们没有一个明确的遗传模式，这使得对疾病遗传风险的评估、对疾病的研究和治疗也很困难。

遗传易感性的基础来自许多基因的变异，每个基因都具有微弱的影响。在具有遗传易感性的人中，疾病的风险也会受到环境与生活方式等多种因素的影响。一个人的遗传构成虽然不能改变，但一些生活方式和环境的更改（如频繁进行疾病筛选和维持健康的体重）能够降低患病风险。

（2）中枢神经系统作用

一切心理活动都离不开产生心理活动的物质基础，即神经系统。任何一种心理性、社会性刺激都可作为输入信息传入大脑，被人感知，进而产生一定的情绪和生理变化。一是神经生理学变化。主要指自主神经系统变化，自主神经系统包括交感和副交感神经系统，它们与内脏功能密切相关。正常情况下，人体的交感和副交感神经处于相互制约和平衡状态，控制身体的心率、呼吸、血压、消化和新陈代谢等。当发生应激反应时，交感神经兴奋会引起内脏功能的变化：心率加快、血压升高、呼吸加速等。如果交感神经功能活动异常增强或持续，就可能造成身体细小动脉长期痉挛而硬化，血压持续上升，最终导致不可逆的病理改变。二是神经内分泌改变。人体的某些神经细胞本身具有内分泌功能，能把神经活动转换为脑啡肽、神经降压素、P物质等脑组织神经激素释放。当各种内、外刺激作用于机体时，中枢神经系统接收到感觉传入刺激导致脑神经内分泌细胞分泌变化，引起相应的生理改变或疾病发生。此外，心理和精神的刺激还可以导致神经免疫学改变和神经生物化学改变等。以上改变都可以导致机体发生一系列生理、病理变化，甚至导致严重的疾病状态。

（三）心身疾病的分类

心身疾病相关概念首次出现于1967年恩格尔对"心身障碍"术语的划分。他将"心身障碍"划分为心理障碍、心理生理障碍、身心-心身障碍和心身障碍。但"心身"概念在医学疾病分类上没有统一的定义，大多数情况下人们一直以描述性的划分作为依据。1995年Kurt Laederach-HofmannKL又对"心身障碍"加以划分为：转换症状、功能（躯体形式的）综合征、狭义的心身疾病（也就是经典的心身疾病）。

心身疾病的分类有国际分类也有国内分类。国际分类主要有美国精神病学会制定的《精神障碍诊断与统计手册》（DSM）、世界卫生组织制定的《国际疾病分类》（ICD），国内分类主要有《中国精神障碍分类与诊断标准》（CCMD）。以上分类的不同时期版本均有心身疾病的概念，随着心身疾病概念外延的日益扩大，其名称、内容也在不断变化中。如"心身疾病"（DSM-I，1952）、"心理生理性自主神经与内脏反应"（DSM-Ⅱ，1968）、"影响躯体状况的心理因素"（DSM-Ⅲ，1980；DSM-Ⅲ-R，1987沿用）、"影响医学情况的心理因素"（DSM-Ⅳ，1994）、"躯体症状障碍"（DSM-Ⅴ，2013）。ICD有关心身疾病的名称也经历了"心身疾病"、"心理生理障碍"、"精神因素引起的生理功能障碍"（ICD-9）、"神经症性、应激相关的躯体形式障碍"、"伴有生理紊乱及躯体因素的行为综合征"（ICD-10）等分类。

我国首次将心身疾病纳入精神性疾病分类是在1982年（《中华医学会精神病分类-1981》）；之后心身疾病描述为"心理生理障碍、神经症及心因性精神障碍"、"内脏疾病伴发的精神障碍"（CCMD-2，1989）、"心理因素相关的生理障碍"和"器质性精神障碍"（CCMD-3）。由于心身疾病名称内涵和外延的变化以及临床实践中的各种因素所限，上述分类都各自存在不足。

为了普及和提升心身疾病的早期识别，中华医学会心身医学分会于2022年4月完成了《中国心身障碍规范化诊疗专家共识》的定稿，从概念界定、发病机制、分类、评估与诊断、检查方法、心理干预、物理治疗和药物治疗等方面对心身疾病进行了系统阐述，这是全球首部关于心身医学的规范指南。所以本书所涉及的疾病分类也参照《中国心身障碍规范化诊疗专家共识》。该共识将心身障碍归纳为心身反应障碍、心身症状障碍、心身疾病、心理因素相关生理障碍、应激相关心身障碍、躯体症状及相关障碍、与心身医学密切相关的精神障碍、躯体疾病所致精神障碍、心身综合征九类（图1-1）。本书所说的心身疾病泛指该共识所包括的心身障碍。

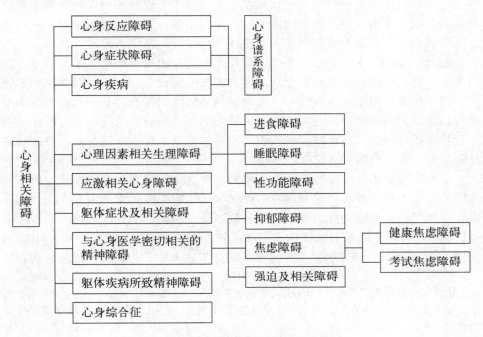

图1-1 中国心身相关障碍分类（2019版）

目前国内医疗机构在临床工作中多参照美国《精神障碍诊断与统计手册》（DSM-V），故本书章节中所涉及的某些疾病分类也参照该书。

（四）临床常见的心身疾病

心身疾病几乎涉及了全身各个系统，参照《中国心身障碍规范化诊疗专家共识》，临床常见的心身疾病按照临床分科可见于妇产科的慢性盆腔痛、经前期综合征、孕产期心身障碍、围绝经期综合征等；不孕不育科的心因性不孕症；儿科的癫痫、抽动障碍、单纯性肥胖等；口腔科的口腔扁平苔藓、颞下颌关节紊乱、复发性口腔溃疡、灼口综合征等；风湿免疫科的类风湿关节炎、强直性脊柱炎、系统性红斑狼疮、干燥综合征、纤维肌痛综合征等；此外，老年科、肿瘤科、心内科、消化科、内分泌科、口腔科、风湿免疫科的心身障碍都各有其专科疾病特点，其他科室常见的心身相关障碍有器官移植相关心身障碍和临终关怀相关心身问题等。

以上所列的各种心身疾病涉及系统之广泛，其复杂性及多样性可见一斑。虽病变部位不同、症状各异，但其共同之处是可在心理应激后起病，在情绪影响下恶化，在心理治疗后有可能康复。从我国部分城市统计结果来看，在我国死亡率最高、对人群心身健康影响最严重的前三位疾病都可归为心身疾病，分别是恶性肿瘤、心血管疾病和脑血管疾病。

例如恶性肿瘤，近年来由于环境、生活方式、寿命延长等诸多因素的影响，恶性肿瘤在全世界范围内呈现高发态势。由于恶性肿瘤对人类生命造成严重威胁，致死率高，加上患者对肿瘤认知不足以及非理性观念的影响，一旦患上恶性肿瘤，人们通常会感到巨大心理压力，出现一系列心理反应状态，如焦虑、恐惧、抑郁情绪状态，而手术、放化疗等治疗过程中的严重毒副作用以及病情的变化又可造成新的心理困扰，影响患者的情绪心态，严重时甚至使患者产生轻生念头，对治疗失去信心。此外，患者还会出现死亡焦虑，产生对未竟事宜的遗憾、病耻感以及对家庭经济的担忧等因素导致的情绪困扰。临床研究还显示，恶性肿瘤疾病形成的过程中，也常有生活事件、生活方式以及人格特质等心理、社会因素不同程度的参与。

心血管疾病也是一类身心交互影响的典型疾病。压力和焦虑情绪可以引起心率和血压升高，还会引起有潜在心脏病的人出现心律失常的情况。动物实验发现，压力可以导致动脉粥样硬化斑块的形成或破裂。另外，胸痛、心悸、心动过速、心律不齐也是精神疾病常见的症状。临床观察以及研究发现，"A型行为"[1]与冠心病有较明显的关联。大量的临床实践表明，心脏病的症状表现和病

---

[1] 美国心脏病学家罗森曼（Roseman）和弗里德曼（Friedman）把冠心病患者的行为表现类型定名为"A型行为类型"，也称"A型性格"，其特点是急躁、情绪不稳、好发脾气、争强好胜、怀有戒心或敌意、醉心于工作、行动较快、做事效率较高、缺乏耐性、常有时间紧迫感。

情进展通常会被心理问题影响，同时患者的心理状态也会受心脏疾病及对其治疗的影响。

由于心身疾病与心理和生理因素密切相关，故心身疾病又称为心理生理疾病，即患者既存在心理疾病也存在生理疾病（即躯体疾病）。这一特征与单纯的躯体疾病不同，单纯躯体疾病有较为明确的生物、理化或遗传等致病因素；与心理疾病也不同，心理疾病在生理方面通常只存在比较模糊的躯体症状，常常找不到明确具体的器质性病变。在当今医学条件下，经过认真询问病史和相关的医学检查，了解躯体疾病的客观存在性以及社会心理因素在疾病的发生发展中起到的影响并非难事。但临床上仍然有一些以躯体不适症状就诊的患者经过详细的医学检查，其结果无法或不足以解释其症状的严重程度，这些病因不明、诊断不清、治疗无效的疾病往往有相当一部分就是心身疾病。由于患者、家属以及相关的临床专科医师都缺乏对疾病的正确认知，使患者长期得不到有效的治疗，给患者造成极大的困扰。因此，能否针对一种心身疾病做出及时、准确的诊断，临床医师对该疾病的正确认知和辨识是关键。

随着对心身疾病的认识的不断发展，临床医务工作者越来越意识到，几乎所有的躯体疾病都存在社会心理因素的影响，而这些社会心理因素都在一定程度上对疾病的发生、发展、病程、疗效、转归等产生影响。因此，对于某种具体的心身疾病，努力区分它属于纯生理性还是混合有社会心理因素的做法其实越来越有必要了。心身医学非常重要的目标之一就是无论治疗的原发疾病是什么、症状表现如何，如果它的发生、发展与社会心理因素密切相关，就应该理解并重视每位患者身上生物、心理和社会因素的相互作用。

（五）心身疾病的评估与诊断

临床实际情况是相当一部分心身疾病患者因各种躯体症状，如胸闷、心慌、头痛、头晕、失眠、食欲不振、胃部不适、疲劳、乏力等就诊于各临床专科而非精神专科或心身科，由于非精神专科医师辨识精神心理疾病的知识技能不足，导致这些患者的心理问题、心理疾病常常得不到及时、规范、有效的诊治。研究结果显示，在我国，普通人群和在基层医疗机构就诊的患者中，超过1/3患者的躯体症状在医学上难以解释；在基层医疗机构中被诊断为精神障碍的患者，有50%～70%的患者最初表现为躯体症状。此类患者常常辗转于各大医院的各个科室，占用大量公共医疗资源的同时，也造成自己内心不满和经济负担，是引起医患矛盾或纠纷可能的隐患。

心身疾病涉及患者躯体、心理、社会等方面纷繁复杂的因素，因此需要综合以上因素，在对患者心身状况进行全面、系统分析的基础上做出评估和诊断。对患者躯体病症的评估、诊断不在本书讨论的范畴。心理评估可由医师（通常为精神心理科、心身医学科医师）通过与患者（及其家人、同伴）的访谈、对患者的行为观察及量表或问卷等方式获得。医师可根据实际情况选择临床上常用的量表或问卷，如症状自评量表（SCL-90）、艾森克人格量表、焦虑自评量表（SAS）、抑郁自评量表（SDS）、躁狂量表等。此外，还有一些专门用于心身疾病评估的量表，如患者健康问卷（PHQ-9）、患者健康问卷躯体症状群量表（PHQ-15）、心身症状评估量表（PSSS）等。心身疾病的诊断则需结合患者的病史、症状、征象、量表、临床常规及特殊检查等方面做出。实际的临床实践中不会特别注重患者疾病在某一疾病分类中的精确定位，而是借助疾病分类或诊断标准为临床上辨识、评估、诊断疾病提供参考和思路，更为关注对患者疾病发生、发展可能的因素的认识、判断，更为关注对适当、合理、规范干预方法的选择上。

（六）心身疾病的治疗

心身疾病的症状既表现在躯体方面，也常伴有焦虑、抑郁等精神症状，但其发病都有心理因素参与其中，因此心身必须同治。心身疾病的治疗主要分为两大类：一是针对身体的医学治疗，包括药物治疗、物理治疗等；二是心理治疗。

1.药物治疗

药物治疗是心身疾病不可或缺的重要治疗手段。药物治疗有利于改善患者相关症状、建立良好的医患关系以及开展心理治疗。临床常用的药物包括精神科药物和躯体疾病治疗药物。精神科药物主要包括抗焦虑药（如阿普唑仑、氯硝西泮、丁螺环酮、坦度螺酮等）、抗抑郁药（如氟西汀、舍曲林、帕罗西汀、艾司西酞普兰等）；抗精神病药（如氯氮平、奥氮平、阿立哌唑等）、心境稳定剂（如碳酸锂、丙戊酸盐、拉莫三嗪等）、益智药以及中成药等。药物治疗原则、药物的选择及注意事项都应严格遵循精神医疗的专业要求，本书对药物治疗不作细述。

2.物理治疗

物理治疗指采用物理因子如声、光、冷、热、电、磁、水等非侵入性、非药物性的治疗来恢复身体原有的生理功能的方法，主要包括生物反馈疗法、重复经颅磁刺激治疗、经颅电刺激治疗、迷走神经刺激治疗等方法，其适应证也由精神专科医生严格把握，本书对物理治疗不作细述。

3.心理治疗

（1）心理治疗的概念

心理治疗是一类应用心理学原理和方法，由从事心理治疗的专业人员（包括接受了规范化心理治疗培训的精神科执业医师或助理执业医师，以及通过心理治疗专业的卫生专业技术考试取得专业技术资格的卫生技术人员），在与来访者建立良好关系的基础上，在医疗机构内有计划地实施的治疗技术。其目的是激发和调动来访者改善现状的动机和潜能，以消除或缓解来访者心理问题与心身相关障碍，促进其心身健康和人格的成熟和发展。

（2）心理治疗的适应证、禁忌证

心理治疗适用于各种心理问题和心身相关障碍，如人际关系问题、个人发展与成长问题、婚姻家庭问题、神经症、应激相关及躯体形式障碍、心境（情感）障碍、伴有生理紊乱及躯体因素的行为综合征（如进食障碍、睡眠障碍、性功能障碍等）、通常起病于儿童与少年期的行为与情绪障碍、成人人格与行为障碍、使用精神活性物质所致的精神和行为障碍、精神分裂症、分裂型障碍和妄想性障碍、心理发育障碍以及器质性精神障碍等。以上治疗中，心理治疗既可以作为主要治疗方法，也可作为其他治疗的辅助治疗方法。

心理治疗的禁忌证主要包括：精神障碍急性期患者，伴有兴奋、冲动及其他严重的意识障碍、认知损害和情绪紊乱等症状，不能配合心理治疗的情况；伴有严重身体疾病患者，无法配合心理治疗的情况。

（3）心理治疗的伦理要求和法律责任

心理治疗的实质是治疗师帮助来访者解决自身心理问题或障碍，呈现出来访者和治疗师之间的特定的人际关系。因此治疗师应本着负责的态度，在以来访者为中心的原则下为其提供适合而有效的专业服务，严格遵守《中国心理学会临床与咨询心理学工作伦理守则》；应以治疗疾病、促进健康为目的，严格遵守国家有关法律规定，如给患者或他人造成损失的，依法承担法律责任。

（4）心理治疗的分类

心理治疗的理论流派和技术很多，可分别根据其学术思想、治疗对象、心理干预的程度进行分类。这里参照原国家卫生和计划生育委员会《心理治疗规范》（2013年版）的分类法，即根据临床用途、实施范围、对治疗师的技术要求等主要指标，将十三种心理治疗技术作为医疗机构内的适宜技术，这些心理治疗技术大致分为三组。

① 基本心理治疗技术。指综合心理学各理论流派的共性特点，对临床工作中大多数轻症患者具有普遍适用性的一般心理治疗技术，是心理治疗师必须熟练应用的通用技术，如建立治疗联盟的关系技术，以及用于心理健康教育及解决一般心理问题的支持-解释性心理治疗等。

② 专门心理治疗技术。指根据心理治疗理论流派进行的有系统性、结构性的特殊心理治疗。如精神分析及心理动力学治疗、人本主义治疗、认知行为治疗、系统式家庭治疗、催眠治疗、危机干预、团体心理治疗、表达性艺术治疗、森田疗法和沙盘心理技术等。

③ 其他特殊心理治疗。指将现代心理学原理和技术与本土传统文化融合，在相应文化群体中有成功应用经验的一些心理治疗理论和方法。在应用方面应持谨慎态度，充分论证后方可推广应用。

4.心理咨询与心理治疗

除了心理治疗，我们常在社会上听到心理咨询师这样的名称，根据工作的性质与胜任力，我们可以总结出心理咨询和心理治疗的相同点和不同点。

（1）相同点

第一，两者采用的理论和方法往往是一致的。

第二，两者进行工作的对象也比较类似。

第三，在帮助来访者成长和改变方面也有相似之处。

第四，两者都比较注重建立和来访者之间的良好咨访关系。

（2）不同点

第一，心理咨询的对象是有情绪问题、发展性问题等问题的普通人，而心理治疗的对象是心理障碍者。

第二，心理咨询着重处理的是普通人所遇到的各种问题，而心理治疗的适应范围是某些神经症、性变态、心理障碍、行为障碍、心身疾病。

第三，心理咨询耗时比较短，一般咨询一次或者几次就行，而心理治疗的时间很长，几次到几十次不等。

第四，心理咨询在意识层面上进行，更注重教育性、知识性和指导性，而心理治疗是在潜意识领域进行的，具有对峙性，重点在于重建人格。

（七）心身医学在中国的发展

心身医学自20世纪80年代被引入中国，经过30多年的实践、探索，已在心身肿瘤医学、心身心脏医学、心身风湿医学、抑郁症、焦虑症等心身医学的相关研究中获得了长足发展，但在医学的其他领域还存在较大的发展空间。随着我国经济的发展，大众对心理与精神健康的需求日益增加，"生物－心理－社会医学模式"已成为不可阻挡的趋势。国家高度重视人民对心理与精神健康的需求，原卫生部关于《2002—2010精神卫生发展纲要》《中国精神卫生工作规划（2012—2015年）》，以及2012年颁布的《中华人民共和国精神卫生法》都对医疗机构开设精神科门诊或心理治疗门诊提出了要求。2016年，原国家卫生计生委等22个部委联合印发《关于加强心理健康服务的指导意见》，目标是到2020年全民心理健康意识明显提高，到2030年全民心理健康素养普遍提升。因此，接下来几年正是心身医学科发展的春天，无论是人才还是专业层面，综合医院心身医学科都将担负重要的责任。

第二章
沙盘心理技术及其在心身医学的应用

一、沙盘心理技术发展概述

　　沙盘心理技术是目前国际上流行的、实用的心理干预技术，沙盘体验者的心灵语言借助沙、水、小玩具等在沙盘中进行具体化的表达。当面对这个立体的、生动的画面时，沙盘体验者不仅要调动视觉，而且还要调动听觉、触觉，甚至是嗅觉、味觉、内部感觉等来综合地感知和呈现他意识的、特别是无意识的世界，整个身心都会投入其中，让他有所感悟、有所成长。每一次的表达与呈现都会有所不同。沙盘体验者把自己未知的心灵世界以具象化的形式展现出来，并通过这个具象的物质世界来了解盲目、隐蔽和未知的自己，探索心灵的秘密。正因为有了这样一次次的表达和探索，沙盘体验者的自我得以丰盈发展，朝向自己的发展目标进发，这也是荣格所认为的自性❶发展。同时，心灵（心性❷）不断发展，使人格更加完善，得到成长。这种探索既充满了乐趣，同时也充满了"荆棘"。"痛并快乐着成长"可能正是无数个沙盘体验者迷恋沙盘心理技术的主要原因。

　　近几年来，沙盘心理技术在我国迅速发展起来，不仅各个精神卫生中心纷纷建立沙盘工作室，利用沙盘心理技术进行心理治疗，而且越来越多的综合医院的心理科室、各类专业心理机构针对各种心身疾病、精神类疾病开展治疗与预防，等等。随着团体沙盘心理技术的创立与兴起，大中小学校、企事业单位、社区街道、司法和公安系统工作人员的心理健康教育、心理辅导及对管理

---

❶ 自性是我们生活的目标，因为我们正是把那一至关重要的整合所做的最完整的表述称为人格。

❷ 心性就是指性情、性格。一般是说一个人的性格使然，有的性格安静，有的性格活泼。

对象的身心调整等有了更好的载体。团体沙盘心理技术使沙盘中国化应用更加深入、广泛、持久。

（一）沙盘心理技术的历史

沙盘心理技术，也称为沙盘游戏（Sandplay Therapy）。它起源于三代学者即威尔斯、洛温菲尔德、卡尔夫的努力，沙盘游戏治疗学会（ISST）成立于1985年，标志着沙盘游戏疗法体系的成熟，这包含了数十年的积累与准备。

1.最初的创意：威尔斯与"地板游戏"

威尔斯（H.G.Wells，1866—1946）是英国的一位作家，在1911年出版了《地板游戏》（*Floor Games*）。在此书中，他记述了自己与两个儿子一起分享的自发游戏过程。这一过程已经具有了后来沙盘游戏治疗的基本雏形。

威尔斯与《地板游戏》的意义在于，在他独立的研究中发现，荣格的集体无意识和原型理论，能够提供他感兴趣的研究问题的合理解释。而他的独立研究，也能提供许多支持荣格分析心理学理论的依据（图2-1）。

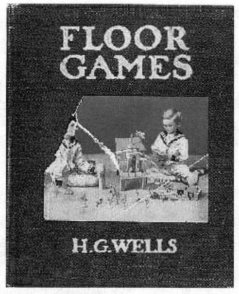

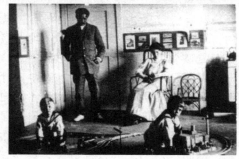

图2-1 威尔斯与"地板游戏"

2.沙盘游戏的框架：洛温菲尔德与"游戏王国技术"

玛格丽特·洛温菲尔德（Margaret Lowenfeld，1890—1973）出生于英国，她是"游戏王国技术"（也称"世界技术"）的创始人。她自幼喜欢读威尔斯的作品，尤其是那本《地板游戏》。1928年，洛温菲尔德建立了自己的儿童诊所，她准备了很多小玩具，让孩子们自由地做游戏，这时沙盘游戏有了基本的架构。

1935年，洛温菲尔德出版了自己的第一部专著《童年游戏》，她认为游戏对于童年是至关重要的，涉及儿童的适应过程，与一个人的成长与发展密切相关。1979年（她去世6年后），她的第二部专著《游戏王国技术》，或称《世界技术》（*The World Technique*）出版。她认为儿童的手在"游戏王国"中表现了自己，透过这种表现也发现了自己，透过那丰富的象征体验着自己的情感、自己的忧伤和自己的喜爱（图2-2）。

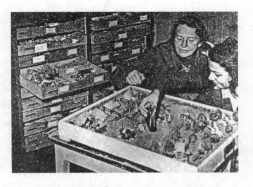

图2-2　洛温菲尔德与"游戏王国技术"

3.多拉·卡尔夫与"沙盘游戏"的创立

多拉·卡尔夫（Dora Maria Kalff, 1904—1990）是有两个孩子的单亲妈妈，1949年经历了生活困苦与心理危机后，她开始了在瑞士苏黎世荣格研究院6年的学习。1954年，卡尔夫参加了洛温菲尔德在苏黎世的讲座，深受启发。

1956年，她结束了苏黎世荣格研究院所有课程的学习，到伦敦学习"游戏王国技术"的想法得到了荣格与荣格夫人爱玛·荣格的支持。多拉·卡尔夫在洛温菲尔德那里学习一年后回到瑞士，致力于把洛温菲尔德的"游戏王国技术"与荣格分析心理学结合的工作。她童年受父亲影响，喜欢中国文化，因此她也想把中国文化的思想融会在更为有效的儿童治疗实践中。当卡尔夫在"游戏王国技术"的基础上，注入了荣格分析心理学的思想及中国传统哲学之后，沙盘游戏也就有了新的内容和新的意义。在征得洛温菲尔德的同意后，卡尔夫用了"沙盘游戏"来命名自己的理论与实践。1962年，她在苏黎世第二届分析心理学国际会议上提交《原型作为治愈的因素》论文。1966年，她唯一的专著《沙游在心理治疗中的作用》出版（图2-3）。

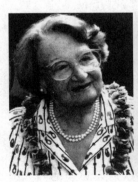
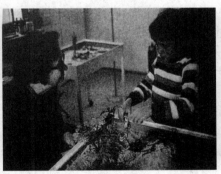
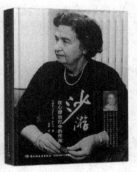

图2-3　多拉·卡尔夫与"沙盘游戏"

（二）沙盘心理技术的理论基础

多拉·卡尔夫认为，她是在荣格分析心理学和中国文化这两大思想来源的基础上，有效地整合了威尔斯的"地板游戏"，尤其是洛温菲尔德的"游戏王国技术"。这也就意味着，对荣格分析心理学、中国文化和多拉·卡尔夫思想的认识，是理解与把握沙盘心理技术的关键。

1.荣格分析心理学

荣格分析心理学是以心理分析之无意识理论为基础，注重共情与感应，在沙盘中发挥原型和象征性的作用，实现心理分析的综合效果，安其不安、安其所安、安之若命。它的集体无意识、原型和原型意象、个人无意识、情结等概念，以及词语联想、梦的分析和积极想象，特别是相信心理事实、扩大意识容器等，都是团体沙盘心理技术培训，尤其是沙盘师人格成长的重要理论基础。

（1）集体无意识及原型

集体无意识是人类原始经验的集结，是人类进化的整个精神遗产，在每一个个体的大脑中重生。集体无意识的内容里包括本能和原型。本能是行为的推动力，原型是领会和构筑经验的方式，是集体无意识的主要内容，它们像命运一样伴随我们每一个人，我们可以在生活中感受到它们的影响。荣格认为某些思想和观念的倾向是遗传的，原型用原始的形象来表达就是原型意象，即原型将自身呈现给意识的形式，包括人格面具、阿尼玛和阿尼姆斯、智慧老人、内在儿童、阴影、自性。在这些人格组合中，人格面具是与人格日常功能最相关的原型。荣格认为："人格最外层的人格面具掩盖了真我，使人格成为一种假象，按着别人的期望行事，故同他的真正人格并不一致。人可靠面具协调人与社会之间的关系，决定一个人以什么形象在社会上露面……人格面具是原型的一种象征。"而自性原型是人格固有功能中最重要的一个。在沙盘心理技术工作中，原型的作用通过原型意象得以表现并发挥了极大的力量。

例如在乳腺癌来访者的一对一沙盘中，来访者觉察到自己拿的白雪公主的沙具形象就是自己内心中一直追求完美的根基或源头，因为有这个内在形象的主导，她才会在生活和工作的各个方面精益求精、孜孜不倦地作为，以致忽略了个人健康和生活的其他方面。对此她的感悟是，在保持理想的"公主"形象的同时，也要回到没有七个小矮人保护的现实，要关照好自己的身体与生活，重新出发。

（2）个人无意识及情结

不被自我承认的经验、思想、情感以及知觉被保存在个人的无意识中，个人的冲突、未解决的道德焦虑和充满感情的思想是个人无意识的重要部分，它们也是被压抑的或是个人难以接受的。通常这些因素作为个人无意识的内容出现在梦中，并且在梦的演出中扮演主动的角色。有时思想和感情是彼此互相联系的，或是代表一个主题。当它对个体形成感情冲突时，则称之为情结。个人无意识主要是由各种情结构成的。情结概念在荣格分析心理学的理论中具有十分重要的地位。荣格说"情结是通向无意识的重要通道"，情结对人们的心理和行为产生极具感情强度的影响，甚至是主导性作用；我们拥有情结意味着学会关照与协调我们的情结，情结拥有我们意味着心理病症的开始与表现。在沙盘中往往会呈现情结，沙盘师的目标是帮助来访者使情结成为意识。

例如，一个来访者拿一棵树，这棵树既表达了他内心情结引起的冲突（他内心原本可能有一个缺失，这棵树就代表了那个缺失的象征，这棵树能象征性表达对于来访者来说独特的意义，或是绿荫庇护，或是青春生命力，或是挺立坚韧的品质，或是陪伴温暖，等等）。同时这棵树也是他内心冲突的解决方案，因为拿了这棵树，他感受到树所象征性表达的意义，这些意义就与来访者有了连接。那个原本可能的缺失借助于树这个表象被人感受到、看到、体验到，或者在分享过程中在话语中言说这些意义。主体通过感受、看到和言说的形式，使得那个原本的缺失在场，并以此获得一些补足。另外，围绕树的景致就是他内心对于未来的期待或内心的力量。

（3）词语联想

1904—1911 年间，荣格通过词语联想的研究、词语联想技术及其临床应用，发现了情结的存在及其作用，提出了关于情结的心理学理论。他发现联想测验中的情结指标不仅提供了心理世界的情感能量，而且提供了有关无意识的潜在内容及其所具备的情感能量。

（4）梦的分析与积极想象

梦是研究精神病学和心理学不可或缺的要素，积极想象是荣格发明出来的一项重要的心理分析方法。无论是运用积极想象，还是分析梦，这两种工作的核心在于找到无意识中需要整合的一部分，将其人格化，与之对话，并和解。沙盘心理技术将梦的意象象征性地呈现在沙盘中，以此为媒介展开梦的分析和积极想象。有人说"沙盘是醒着的梦，梦是睡着的沙盘"，形象化地说明沙盘与梦的连接，同时也说明沙盘的无意识意识化的过程更便捷。

（5）扩大意识容器

意识作为人类精神过程的存在，无论是教育还是心理治疗都不可忽视，只有通过学习扩展自己的意识范围或意识容器，个人才能获得充分的发展。通过沙、沙具等物质材料把自己的心灵内容跃然呈现在沙盘中，让我们更能清晰地看到自己的无意识，并通过对沙盘画面的感受来理解自己的心灵内容，这就促进了让无意识的内容扩容到意识领域，扩大意识容器就成为可能。

2.中国文化

多拉·卡尔夫在勾画其沙盘心理技术体系的时候，也在努力发挥中国文化对于心理分析的影响和作用，其中主要是《易经》和阴阳五行的思想，并在著作《沙游在心理治疗中的作用》中，把周敦颐的《太极图说》及其哲学作为理解沙盘游戏治疗运作的重要理论基础，并蕴含了新儒学的综合性哲学思想。卡尔夫在这本书的结尾阐发了《易经》"坎卦"的含义，即坎上坎下，其象为水。在沙盘游戏中，包含着天时、地利与人和的象征。沙粒中浓缩着百万年的时光，正如沙漏象征着时间的流动。沙盘所呈现的空间如同大地的承载，山川河流尽显其中。而当游戏使其生动的时候，正是在这天地之间所表现的人及其心理的意义。天、地、人及其变化，也正是《易经》的内涵。乾卦之自强不息，坤卦之厚德载物，咸卦之无心之感，也正是沙盘游戏中最重要的寓意与内涵。荣格对于《易经》也有较深刻的理解，他认为《易经》包含着中国文化的精神与心灵，融会着几千年来中国伟大智者们的共同倾注，历久而弥新，至今仍然对理解它的人展现着无穷的意义和无限的启迪。

3.卡尔夫的整合性思想

多拉·卡尔夫认为，在自由与受保护的沙盘心理技术工作过程中，来访者会表达前言语阶段的经历和受阻的心理能量，并且可以表达其原型和内心的世界，有助于来访者产生调和与整合的心象，重新确立自我和自性的重要联系，重新获得体现自性的机会，发挥出内在自性的作用，获得一种心理的整合性发展。这也是荣格所强调的心理分析的目的——自性化过程及其发展。为来访者提供一个自由与受保护的空间，是促发来访者内在力量的前提，是所有治愈的条件中最基本的条件。通过游戏，在这种自由与受保护的空间中获得自性的体验与自性的发展。自由与受保护、安全和安全感是儿童健康成长的必需条件，也是治愈的重要因素。在沙盘创建的安全环境中，心理问题和创伤经验不再被隐藏和压抑，而是通过沙盘游戏得到了表现和转化。

沙盘游戏的整合性作用，或者说沙盘游戏中的整合性意义，表现在以下几个方面：意识与无意识的整合、身体与精神的整合、内在与外在的整合、自我与自性的整合。卡尔夫在《沙盘游戏治疗杂志》创刊号上的论文中说："借助沙盘以及玩具模型，来访者创建起与其内在心理状态相呼应的外在沙盘图画；通过自由和创造性的游戏，来访者的无意识过程以一种三维的形式在图画的世界中得到视觉的呈现……经过由此塑造的一系列的意象，荣格所描述的自性化过程会被激发和实现。"

（三）沙盘心理技术的内涵

沙盘游戏亦即沙盘心理技术，是一种以荣格心理学原理为基础，由多拉·卡尔夫创立发展的心理治疗方法。沙盘心理技术是采用意象的创造性治疗形式，"集中提炼身心的生命能量"，在所营造的"自由和受保护的空间"（良好的咨访关系）气氛中，把沙、水和沙具运用在富有创意的意象中，便是沙盘游戏之心理辅导的创造和象征模式。一系列的各种沙盘意象，反映了沙盘参与者内心深处持续的意识和无意识之间的沟通与对话，以及由此而激发的治愈过程和人格发展。

沙盘心理技术不仅是一种心理治疗的方法，能够广泛地针对诸多心理问题进行工作，而且也是心理教育的一种技术，在培养自信与人格、发展想象力和创造力等方面发挥积极的作用。同时，"以整合意识与无意识为目标的沙盘游戏，可以帮助自性的成长和心性的发展，以获得真实的自性化体验"。

（四）沙盘心理技术的基本原理

沙盘心理技术是一种心理分析技术，在无意识层面进行工作。所谓无意识是相对于意识而言的，指个体不曾察觉到的心理活动和过程。尽管这些无意识的内容难以被我们察觉到，却往往对我们心理和行为产生重要影响。沙盘心理技术为无意识的表达提供了空间，在沙盘中无意识内容被呈现、揭示后，无意识就有了意识化的可能，使意识容器变大。当意识容器扩大，人就更能接纳自己，接纳了自己的不完美，也就更能接纳别人。以此调整身心，使自己的身心达到和谐与统一。

1.沙盘是通往无意识的最好途径

多拉·卡尔夫认为，意识与无意识的分离导致心理问题的产生，亦即如果一个人意识的自我与无意识的自我相互矛盾（想的与做的不一致）无法整合，则会产生心理问题。为此须寻找一种方法了解并认识自己的无意识，并使无意识有机会与意识进行对话与沟通，而对话与沟通就促使无意识与意识进行整合，知行合一就是整合后的最高境界。沙盘心理技术为来访者提供了接触内在心灵的通道，是运用非言语的工作形式通往无意识的最有效工具。对来访者来说，沙盘心理技术是一种自然的心理治疗方法。

2.尊重、接纳是面对无意识的态度

无意识是不被意识所觉察的，具有隐蔽性，但一旦被激发就具有强大的干扰性和自主性，强烈干扰着我们的情绪。

看起来无意识常常以负面情绪为特征来寻求需要的满足，但就个体而言，无意识都是个体生命历程所体验与感受到的，它没有对与错。因此，面对无意识，我们就要采取尊重、容纳、信任、支持的态度。来访者在利用沙、沙具和水在沙盘中呈现这些无意识内容的过程中，有对这些曾感受到但未留存在意识里的内容（无意识）的不解，也可能有对这些未知内容的恐惧等复杂的体验，沙盘师在此过程中是陪伴者、支持者、抱持者，而不是仅仅站在旁边的默默观察者，更不是分析者、解释者、评估者、判断者。所以一个好的沙盘师的工作过程应该是：以游戏的心态积极、认真、用心参与，带着关爱陪伴、观照、守护，耐心倾听、等待，默默欣赏，用心感受，必要时真诚分享。沙盘师应感受和接受来访者在沙盘过程中发生的一切。要想采取上述的工作态度及工作方式进行有效的工作，需要沙盘师通过整合沙盘心理技术的诸项因素创设一个自由和受保护的安全空间。在这个安全空间里，来访者能够充分表达前言语阶段的经历，他们的意识和无意识在沙盘中相互联系。这个空间可以融合心理的所有维度，有助于来访者产生调和与整合的心象，重新确立意识自我和自性的重要联系。

3.无意识意识化是心理转化的基础

在沙盘心理技术中，来访者在沙盘所限定的区域里，借助沙、水、沙具和一些材料等发挥自主想象创造一些场景，这就像是一座心灵花园，像一个展示来访者心灵内容的容器，使来访者的内心世界在沙盘中具象化、具体化，来访者把其与内在自我的关系带到外在现实，并且允许无意识内容被揭示。这种无意识内容被具体形象地呈现，就可以把来访者被压抑的或未知的东西带入意识中整合。

沙盘既是来访者内心世界与外在生活的"中间地带"，也是沙盘师与来访者之间的"中间地带"。一方面，沙盘师把这个"中间地带"营造得安全和可接纳，来访者就会在这个地带运用自己鲜活的创造力，敞开心扉，使意识层面和无意识层面的内容得以展开且一起呈现，并得以具体形象化，创造着自我的世界；另一方面，沙盘师与来访者的无意识与意识也在这个"中间地带"相遇及互动，沙盘师与来访者一起成长。荣格认为"通过赋予模糊内容一个可见的形式来澄清它，这种方式常常是必要的。通常双手了解如何解决一个被思维缠绕而解不开的谜题"，沙盘心理技术正是如此。

当来访者通过创造沙盘世界看到了自己的未知领域，并且对无意识内容有了更多的了解时，他们就能够获得原来被他们否认的能量和领悟。有学者总结了荣格理论来说明沙盘心理技术：意识和无意识的合作造成个体心灵上的整合和力量。沙盘心理技术提供了这种意识和无意识合作的框架，让无意识意识化，使治愈与转化有了可能并得以实现。

4.沙盘心理技术发挥效力的工作机制

沙盘心理技术是如何起作用，如何让来访者发生转化的呢？沙盘游戏就像生活本身一样，发挥效力的机制产生得耐人寻味。

① 游戏是连接过去与现实的桥梁。皮亚杰认为，游戏搭建起了具体经验和抽象概念之间的桥梁，并且正是因为具有象征性的功能，游戏才变得如此重要。游戏是儿童发展的最主要动力来源，"游戏过程有可能成为儿童一生中为数不多的良好经验，如因为获得了更多控制感而使得安全感大大加强的生活事件经验"[1]。荣格认为，幻想是所有可能性之母。在幻想中，内心世界与外在世界就像是所有的心理对立一样，被结合在一个活生生的联合体系之内。人们需要并渴望通过游戏来释放创造力、内在感觉和记忆，并将它们带到外在现实。沙子和水是幻想游戏中最有力的工具，大部分人童年都有玩沙玩水的经历。如在经历了疫情之后，面对"躺着的病人"沙具，成人就可能把曾经对难受与恐惧的无意识感受用语言表达出来，而儿童无法用语言表达这些感受，可能就通过扎针、护士、救护车等沙具在沙盘中边玩边自言自语表达这些无意识。通过这种游戏就完成了富有创造性的内心的整合。可以说，沙盘心理技术起到连接

---

❶ 加利·兰德雷斯：《游戏治疗》，重庆大学出版社，2013，第9页。

过去经历的作用，它创造出了一座通向人们内心世界的桥梁，激发内在的创造能力。

② 调动了多种感官，提高整合效力。沙盘心理技术为来访者的内在想法和感觉提供了有形的证据，沙盘世界可以看得到、听得到、摸得到、嗅得到，并且可以按自己的意愿来改变。荣格认为，一个无法靠认知方法理解或化解的情绪体验，常常可以通过赋予它一个可见的形状而得到处理。在自己创造的世界中，一些无意识的解决方案这时就能传送到建造者的手上，一个被整合的实体跃然呈现在沙盘之上，这时来访者或许会顿悟，为自己找到答案而感到惊喜。

③ 通用语言提供了表达心灵内容的可能。沙盘心理技术中的沙具、沙、水等具有象征意义，是一种心灵的通用语言，很多时候来访者说不清楚内心到底发生了什么，而通过沙具、水、沙等，来访者可以不断地把内在的未知内容表达出来。沙盘心理技术为来访者提供了一个表达他们内在想法和感觉的途径。如看到一个画面时，有的来访者会有很多美好的回忆，而有的来访者会想起很多不愉快的过往。因为沙子和水可以启动前言语阶段的意识，沙具等又能表达他想表达的，故在理解心灵表达时，语言技巧就不再是必需的了。而对于那些凭借语言来使自己的思维变得理性和逃避问题实质的成人来访者，沙盘心理技术会阻止他们理性的心智，让其无意识地以非言语的形式讲出自己的故事。

④ 安全的空间软化防卫，减少抗拒，利于转化。当来访者抗拒某些困难问题时，沙盘心理技术就是一个比谈话疗法具有更小威胁的方法。在整个沙盘心理技术过程中，沙盘师始终以尊敬和尊崇的态度，秉承"不分析、不解释、不评价、不判断"的工作原则为来访者提供了一个自由、安全、受保护的环境，利于来访者对过去经历和创伤的表达，以及允许任何程度的表达。在这个自由、安全、受保护的环境中，来访者通过不断地创造、破坏、再创造、再破坏，来展现和审视他们自己的沙盘世界（实际上是他们未知的精神世界），同时也可以不断调整、创造出一个满意的画面。他们可以及时地从过去经历的受害者转变成旧体验的主人和新体验的改变者、创造者。沙盘师营造的安全空间可以软化来访者的防卫，使其减少抗拒。在这个过程中，沙盘师甚至无需借助任何语言，来访者内心最关心的问题就会自然浮现在沙盘上。只要有呈现（被看见），问题就有了解决的可能。

⑤ 调动每个人内在的天理良知，激发天生的成长力量。王阳明认为，每一个人都有看待世界的正道（良知），天理良知在每一个人内心，"吾性自足，不假外求"，我们只需要坚信自己内心的天理良知或24种积极心理品质，"向内看"并在"事上练"即可。荣格认为，每一个人都有解决自己问题的能力，这个能力需要激发出来。而沙盘心理技术就为来访者提供了自己解决问题的平台和从受害者转变成自愈者、创造者的机会，激活了每个人的内在力量，来决定自己的成长历程和方法。来访者自己决定在沙盘工作中是否披露自己或将要

学习什么，只有来访者自己准备好，要处理的无意识内容才会进入意识。沙盘师要尊重来访者对他们自己内心世界的个人解释和创作，来访者独特的体验和领悟便得以证实。

　　⑥ 来访者与沙盘师共同从沙盘心理技术中获益。沙盘心理技术是一种处理许多生活事件的强有力的工具，这些生活事件包括创伤、人际关系、个人成长、灵性自我的整合和转化等。沙盘师在陪伴来访者的过程中，也可能会因为某个沙具或某个场景引发沙盘师自己的无意识内容，通过觉察与感受，沙盘师也可以从中发现与成长自己。因此在沙盘工作过程中，沙盘师与来访者都可以从中获益。并且来访者的许多投射都映现在沙盘中了，而不是都投射到沙盘师身上，所以沙盘师处理移情所需的能量便减少了。

二、团体沙盘心理技术概述与应用实践

　　健心海团队在继承卡尔夫沙盘游戏的理论与实操的框架下，结合中国国情，并吸收国内外沙盘游戏导师们的精华，经过十余年本土化的研发与培训实践，开创了沙盘游戏中国本土化的培训与应用的新模式——团体沙盘心理技术。该技术以荣格分析心理学、中国文化、卡尔夫的整合性思想和积极心理学为理论基础，坚持以来访者为中心，借助结构式团体充分发挥沙盘各要素、团体凝聚及每一个人的能动性，通过多层次的无意识意识化过程，调整了认知与行为，达到心理健康教育、心灵成长及心理辅导的目的。

（一）团体沙盘心理技术的理论基础

1.心理分析及沙盘的基本理论

　　荣格分析心理学、中国文化、卡尔夫的整合性思想前面已经论述，此处不再赘述。

2.王阳明心学

　　中国文化中的知行合一、天人合一是人发展的最高境界。提到知行合一我们自然会想到王阳明的心学。王阳明的心学理论和方法，符合团体沙盘心理技术的理念、工作原则和工作程序。王阳明是明代著名的思想家、文学家、哲学家和军事家，他强调宇宙的本体是心，主张"心外无理""心外无物""心即是理"之思想，从自己内心中去寻找"理"，"理"全在人"心"，"理"化生宇宙天地万物，人秉其秀气，故人心自秉其精要。他认为"心"不仅是万事万物的最高主宰，也是最普遍的伦理道德原则。世界是人心理的主观反映，心里有什么，就会感觉到或看到什么。在知（天理良知）与行的关系上，强调要知，更要行，知中有行，行中有知，所谓知行合一，二者互为表里，不可分离。知必然要表现为行，不行则不能算真知。因此，每一个人要不断修炼自己向内求，调动自己的良知，"不假外求"，"若解向里寻求，见得自己心体，即无时无处不是此道"（《王文成公全书》卷一）。

3. 人本主义心理学

人本主义心理学兴起于20世纪五六十年代的美国，由马斯洛创立，以罗杰斯为代表，被称为除行为主义心理学和精神分析学派以外，心理学上的第三势力。人本主义和其他学派最大的不同是，特别强调人的正面本质和价值，而非集中研究人的问题行为，并强调人的成长和发展，称之为自我实现。

人本主义心理学强调人的尊严、价值、创造力和自我实现，把人的本性的自我实现归结为潜能的发挥，而潜能是一种类似本能的性质。人本主义最大的贡献是看到了人的心理与人的本质的一致性，主张心理学必须从人的本性出发来研究人的心理。

而无意识的发现必须要有一个安全、受保护的空间，让每一个人都在此空间中被尊重、被支持，让他发现自己的价值所在，让他自己独立地成长。这也正是人本主义的态度与方法。因此，我们团体沙盘心理技术"不分析、不解释、不评价、不判断、重感受、重陪伴"的工作原则，就是秉承了人本主义心理学的思想，相信每一个来访者都有成长发展的动力及目标。

4. 积极心理学

美国宾夕法尼亚大学心理学教授塞利格曼（Seligman）在1998年提出积极心理学（Positive Psychology），目的在于建立个人性格优势和培养天赋。积极心理学所倡导的对人类行为中积极的、具有适应性和创造性的、令人满足的因素的研究，具有深厚的历史传统和广阔的研究基础。

积极心理学认为，通过研究美德和优势，并且了解与正面情绪的关系，有助于促进人的发展。彼得森和塞利格曼提出人们有6大类美德，24种可测量的性格优势：

① 智慧与知识：创造力、好奇心、开放思想、热爱学习、有视野（洞察力）。

② 勇气：真诚、勇敢、坚持、热情。

③ 仁慈与爱：友善、爱、社会智力。

④ 正义：公平、领导能力、团队精神。

⑤ 修养与节制：宽容、谦虚、谨慎、自律。

⑥ 心灵的超越：审美、感恩、希望、幽默、信仰。

发现和善用这些性格优势并进行有意义的活动，人们会产生愉快的情绪。在日常生活中认识自己的性格优势，或者通过良好的干预方法强化性格优势，对人们建立正面的态度和快乐的生活非常有帮助。团体沙盘可以借助这24种积极心理品质进行主题设置，调动人的内在积极力量，使意识容器不断扩大。

5.体验式教学理论

1900年，杜威提出"做中学"，1926年，陶行知提出"教学做合一"，这既是一种教育理念，又是一种教育方法，同时也是一个教育过程。杜威认为，所有的学习都是行动的副产品，所以教师与学生要通过"做"，促使学生思考，从而学得知识。沙盘疗法是一种心理技术，因此学习过程中须"做中学"，以体验的方式来感受无意识，来体验此技术的操作，从而达到完整的知、情、意、行的认识过程。

6.团体心理辅导理论

团体心理辅导指在团体的情境下，通过团体内人际交互作用，促使个体在交往中观察、学习、体验，认识自我、探索自我、调整改善与他人的关系，学习新的态度与行为方式，以促进良好的适应与发展的助人过程。我们在沙盘心理技术培训时采取结构式团体的方式，设置轮值组长（模拟来访者）概念，让每一个小组成员都在来访者与沙盘师的互换过程中互为镜照，相互学习与成长。团体有很多分类，在沙盘心理技术培训中我们采用的是结构式、封闭式、训练及成长团体。

7.螺旋心理剧

团体沙盘心理技术培训借用了螺旋心理剧建立安全感的理念和某些技术、方法，采用结构式沙盘团体小组的形式，在沙盘情境中让团体里的每个组员建立和发展安全感，让沙盘心理技术的自由、安全、受保护的空间得以呈现，达到小组成员共同成长、发展的目的。

8.其他技术的融合

团体沙盘心理技术也借助了认知行为、焦点、完形、叙事、行为、催眠、静观、音乐等技术优势，特别是强调安全感的螺旋式安全建立模式，使沙盘心理技术工作更加有效。

（二）团体沙盘心理技术的核心理念

作为一个沙盘师，整合自己的心象，理解无意识的表达，体会非言语的工作状态，默默地观察，感受无意识，提供一个自由、安全和受保护的空间等并非易事，这需要沙盘师经历过这样的过程。只有通过不断的沙盘体验，感受并接受沙盘世界所带来的心灵震撼，才能逐渐理解什么是无意识表达，体会非言语工作方式带来的能量，掌握提供一个自由、安全和受保护的空间的方法。从而改变以往的思维方式与工作态度，做一次观念上的大变革。为达到以上目的，我们开启了一个新的沙盘培训与应用模式，并形成一套团体沙盘心理技术培训与应用的核心理念。

1. 强调沙盘的自我成长功能

沙盘心理技术的主要功能是自我探索、自我认识、自我教育、自我成长、自我实现，而不是评估诊断。如果以没有常模、没有标准化的沙盘心理技术作为一项评估诊断工具，远不及那些有常模、标准化的、信效度高的心理量表更可信、更有效。因此，我们把"不分析、不解释、不评价、不判断、重感受、重陪伴"的原则贯彻落实到沙盘心理技术培训和实践的每一个环节中，使学习者真正感受到沙盘心理技术神奇的工作效果。

2. 坚持"四不二重"原则，提供自由、安全和受保护的空间

在团体沙盘心理技术培训与应用中，我们坚持沙盘"四不二重"的工作原则，以及为来访者营造自由、安全、受保护的空间；并坚持在工作中实施"以游戏的心态积极、认真、用心参与，带着关爱陪伴、守护、观照，耐心倾听、等待，默默欣赏，用心感受，必要时真诚分享"的工作要点。

3. 设置轮值组长，以来访者身份体验沙盘工作过程

团体沙盘心理技术培训中设置轮流组长的目的，是使每个学习者都体验到做轮值组时和其他学习者相比拥有的、逐渐增加的、类似来访者的角色与权利。沙盘师和来访者之间角色的转换训练是非常重要和绝对必要的，目的是促进成长中的沙盘师从向外求转变为向内寻。

4. 加强感受性，提高共情能力

我们把沙盘心理技术情境中的"感受"界定为"情绪的感受和体验、伴随的身体感觉（具体的部位、程度和性质），以及在此基础上脑海里出现的意象、画面、回忆、想法等"。当在沙盘工作中能够感受到"感受"时，就是对自己的一次认识。因此，在培训过程中，训练每一位学习者在沙盘情境中，通过"感受"向内求索，感受自己的无意识，而非把自己的感受认为是来访者的感受，从而避免用解释、分析、评价、判断等方法向外求。通过这种方式的培训，学习者可以渐进式感受和理解无意识，体验无意识与意识的多层次沟通与对话；并在体验中掌握沙盘心理技术广义和狭义的工作程序，进而把这种程序应用到自己的工作实践中。

5. 促进团体凝聚，使成员共同成长

团体沙盘心理技术培训是借助结构式团体小组的形式，重视在结构式团体框架下的沙盘心理技术体验。通过团体有规则的游戏，逐渐建立个体在沙盘心理技术培训团队里的安全感，即建立团队安全模式。通过小组成员间的真诚分享，每个人不仅能深刻体验自己在沙盘心理技术情境中的感受，从而觉察自己、认识自己、接纳自己和表达自己，更能觉察、认识、理解别人和尊重、表达、接纳、包容别人，从而使小组内的每一个成员都能成长。

6.始终强调并促进人格发展

荣格的分析心理学中提到，人除了意识自我这个主人格之外，还有不同的次人格与主人格并存着，它们各自有一定的自主性。荣格用自性化来说明心灵的发展。他对心灵发展的定义是，成为一个颇具特色的人，一个不可分割的整合的人。人生命的前半段，主要是形成人格和发展自我的阶段；在生命的后半段，主要的任务是自性化。而自性化的人，才是一个真正"和谐"的人。

任何和心理有关的治愈工作都需要心理工作者的主人格相对稳定，这是共鸣、共情的重要心理基础，更是保证来访者利益的最重要因素，对沙盘师来说尤其如此。而影响沙盘师人格稳定的最重要因素是次人格，亦即情结，特别是和钱、性等有关的几个最重要的情结。因此沙盘师个人情结发现和处理得越多，就越能与来访者产生共鸣与共情，并起到较好的心理辅导效果。

团体沙盘心理技术培训除了强调在沙盘团体体验中加强对沙盘各要素的感受和理解、对操作原则及理念的掌握、对操作过程的熟练外，更重要的是强调沙盘师的人格成长。这是贯穿初级培训到高级培训的重点内容，也是成为一个好的沙盘师的必经之路。我们综合很多心理理论，提出了团体沙盘心理技术培训独具特点的自我成长公式。每一个学习者依据这个公式可以在沙盘情境中和日常生活中，通过反复练习获得个人成长，终能成为一个好的沙盘师。

7.注重课后的体验实践与督导

团体沙盘心理技术培训的课上体验仅仅是沙盘师成长的开始，我们以"复杂的事情简单做，简单的事情重复做，重复的事情认真用心做"的理念设计了课后作业，旨在通过大量的操作体验及课后督导，陪伴和督导成员学会发现自己的情结，并处理自己的情结。这既可以促进成员掌握和提高与来访者共鸣与共情的能力，又有助于成员逐渐成长为一个合格的沙盘师。

（三）团体沙盘的工作原则及工作规范

团体沙盘心理技术培训在强调沙盘心理技术的主要功能是自我探索、自我认识、自我教育、自我成长、自我实现等而不是评估诊断的同时，把"四不二重"作为沙盘心理技术培训和实践的基本工作原则。这不仅为来访者提供了自由、受保护的空间，更是在这个工作过程中通过"四不二重"让来访者敢于表达自己的无意识，并通过"感受"与自己的无意识沟通、对话，从而提炼自己无限的生命能量。在团体沙盘心理技术里，我们把沙盘心理技术实施的过程总结为"以游戏的心态积极、认真、用心参与，带着关爱陪伴、守护、观照，耐心倾听、等待，默默欣赏，用心感受，必要时真诚分享"。

团体沙盘的基本工作规范包括：① 说明目的、过程、所需时间；② 指导语明确、简洁，内容符合活动要求；③ 语调要根据活动的性质调整；④ 根据不同活动类型作针对性介绍；⑤ 尽可能关照到团体中的每一个人；⑥ 相信团体，遇到团体问题交由小组内部解决。

（四）团体沙盘心理技术的基本操作流程

1.结构式沙盘团体的组建

"良好的开端是成功的一半。"一个团体沙盘心理技术培训新团体往往需要通过破冰来打破成员之间的陌生感，为建立安全团队做准备。而已经经过团体沙盘心理技术培训的沙盘师再组成团体进行进阶培训时，破冰的操作又有不同。破冰、组建团队可以为后续的团体沙盘培训操作奠定良好的基础。

2.团体沙盘心理技术操作流程

团体沙盘有一些可参考的操作要点，在具体实施过程中，可根据所要达到的目标来有逻辑地选择主题，以便达到团体沙盘训练的目的。

（1）一般主题的操作

一般指导性主题由培训师或轮值组长来确定，前面要加上积极正向的定语，如：

以空间为主题的：温馨、幸福、和谐、团结、美丽的家（或学校、医院、公园）；

以时间为主题的：快乐、幸福、充满欢乐的童年，成长中、发奋、有荣誉感的少年（或青年、中年、老年），幸福、快乐的一生，神奇、天然、美妙的四季等。

步骤1：在小组内可以用"手心手背"或是"石头剪刀布"的方式，确定谁先摆放，第一位摆放者称为轮值组长，轮值组长要轮流做。

步骤2：培训师或轮值组长来界定摆放细则，如沙盘主题、沙具数量、摆放次数、轮次、动沙动作等（针对初次接受培训的成员，前几次应由培训师进行设置作为示范）。

摆放细则可参照：

形式一：请大家去寻找主题下的1～N个（根据小组人数及培训时间来确定拿沙具的数量）沙具回到小组等待，轮值组长来决定是一次一个人全摆放，下一个人再全摆放，还是一个人只摆一个，一共摆N轮（由沙具数量决定轮次）；动沙子如果算动作就要减掉一个沙具，如果不算动作就可以不减掉沙具。

形式二：轮值组长设定主题后，先选定一个人去拿N个沙具摆在沙盘里，再由下一个人去拿同样数量的沙具摆放，以此类推；动沙子如果算动作就要减掉一个沙具，如果不算动作就可以不减掉沙具。

要求：全程不用语言（包括肢体语言）交流；自己的沙具自己决定摆哪里，别人的沙具不能动。

步骤3：轮值组长明确规则要求之后，小组就进入无声的主题沙盘创作阶段。

步骤4：创作完成，进行组内分享。

组内的分享顺序为：

第一轮：自己拿了什么沙具、代表什么、拿的理由、摆放的理由。

第二轮：摆放过程的感受、整体画面的感受。

第三轮：命名（可用原来的主题，也可以重新命名）。

步骤5：组内分享后，再进行组间分享。

轮值组长留下来为小组沙盘画面解说：① 小组沙盘画面的命名（主题）；② 沙盘制作的设置；③ 与主题相关的故事（以讲解者自己的理解为主，或组内集体的智慧）。组间分享一般进行四组左右就可以。

步骤6：如果时间允许，可以请几个人谈谈这次操作的感受。

步骤7：为小组沙盘画面拍照。

步骤8：结束沙盘训练。

（2）积极心理品质的操作

把24种积极心理品质作为沙盘主题更有指导意义，也是团体沙盘心理技术培训中用于扩大意识容器的常用方法或技术。

步骤1：培训师在与这种积极心理品质有关的背景音乐下，分享一个与这种品质有关的、自己真实的故事。

步骤2：请大家把手放进沙箱，闭上眼睛触沙，继续在歌声伴随中一起哼唱并感受，并把与这个主题有关的、大脑中的意象放大、清晰化、再放大，几分钟后请大家睁开眼睛。

步骤3：请每一个人去拿数量不等的沙具，回到小组在沙盘中摆放，自由表达、分享自己的故事。

步骤4：确定轮值组长，由轮值组长决定组内分享顺序。

步骤5：组内分享结束后，由轮值组长制定规则调整小组沙盘画面。

步骤6：小组成员给沙画重新命名。

步骤7：由轮值组长开始依次以第一人称进行组间分享。

步骤8：拍照。

步骤9：请一两位成员谈谈今天的感受。

步骤10：总结并结束。

（3）钱、性、阴影等情结的主题操作

团体的安全感达到一定的程度（封闭式小组15次以上），小组成员彼此更加开放与深入地探索自己，我们就可以通过封闭式小组来处理钱、性、阴影等情结，以便更好地成长自己。

步骤1：培训师在以上分类中选择其一并确定主题，再分享与这个主题有关的、自己真实的故事。

步骤2：请大家把手放进沙箱，闭上眼睛触沙，在摸沙过程中把与这个主题有关的、大脑中的意象放大、清晰化、再放大，几分钟后请大家睁开眼睛。

步骤3：请每一个人去拿数量不等的沙具，回到小组在沙盘中摆放，自由表达、分享自己的故事。

步骤4：确定轮值组长，由轮值组长决定组内分享的顺序。

步骤5：组内分享结束后，由轮值组长制定规则调整小组沙盘画面。

步骤6：小组成员给沙画命名。

步骤7：拍照。

步骤8：请一两位成员谈谈今天的感受。

步骤9：总结并结束。

（4）无主题沙盘操作

随着小组成员越来越成熟（封闭式小组10次以上），有时轮值组长也可以不设置主题，甚至可以不设置严格的规则，以便让自己与小组成员的无意识更加顺畅地表达。

步骤1：设置轮值组长。

步骤2：轮值组长规定是否要有主题，是否有规则等。

步骤3：创作沙盘画面。

步骤4：由轮值组长决定如何开始组内分享。

步骤5：轮值组长决定如何调整小组沙盘画面。

步骤6：小组成员给沙画命名。

步骤7：拍照。

步骤8：请一两位成员谈谈今天的感受。

步骤9：总结并结束。

3.个体沙盘心理技术操作流程

团体沙盘中不能照顾到某些人的个别问题，这就需要进行个体沙盘心理技术的相应工作。

步骤1：请来访者（成人）进来坐下，简单介绍沙盘心理技术（从沙具开始或从摸沙开始）。

步骤2：询问他想坐在哪里（最好是长边留给来访者），并询问他希望沙盘师坐在哪里。如果他没有要求，沙盘师就坐在与来访者呈90度的位置上，或是自己更习惯的位置上，距离在60～120厘米。

步骤3：告诉他时间设置，并告诉他可以随意拿沙具，想怎么摆就怎么摆。如果来访者不知道如何开始，可以带着他摸摸沙，或看看沙具，有他喜欢的就拿回来。

步骤4：以来访者为中心，他想拿多少就拿多少，想如何摆放就如何摆放，直到他满意为止。这个过程是一个非言语的过程，沙盘师关照他、守护他，不打扰他进行无意识的创作。如果他一直在摆，可以用倒计时的方式提醒他时间。

步骤5：等他摆放结束时，可以请他说说他的心灵花园。此处可以有一定的时间留白，等待他感受与思考。沙盘师一定要秉承"四不二重"的原则，带着关爱与陪伴，积极倾听，默默欣赏与等待。

步骤6：也可以用开放式语句请他谈谈对沙画的某一部分或某一沙具的感受。

步骤7：告知来访者可以随时修改自己的沙画。

步骤8：分享结束，到达约定时间，可以结束沙盘工作。

三、沙盘心理技术在心身医学中的应用

心身医学的研究证实，许多疾病都是心身疾病，这些问题的产生大部分也是因为无意识的影响，而完全治愈这些疾病也需要心理技术的支持，沙盘心理技术恰恰是无意识水平的工作，更契合解决心身疾病的问题。

（一）沙盘心理技术的工作特点

沙盘心理技术的操作或运作，是在心理分析的基础上进行的。就自由联想、积极想象、移情和梦的分析等心理分析的基本方法而言，沙盘心理技术也有其自身的特点。

1.引导参与者表达自己的情绪情感和缓解压力

沙盘心理技术是以放松的游戏方式来引导参与者表达自己的情绪情感和缓解压力。在与心理咨询师互动的过程中，参与者也会从心理咨询师这里学习到如何表达自己的情绪，如何宣泄自己的情绪，如何控制自己的情绪，如何理解自己的情绪，从而达到解决心理困扰、释放心理压力、促进心理健康的目的。

2.无意识透过沙画来表现其存在的意义和作用

参与者从用手触及沙盘中的沙子开始，沙子与手的接触就会有感觉，从感觉到感受，从感受到念头，从念头到言说……这是一个从意识到无意识再到意识的过程，一个身心体验的过程，而言说联系于意识和无意识，也联系于参与者的现实，进而表现其存在的意义和作用。沙盘心理技术中，无论是沙子、沙具还是摆沙具的动作都有其象征意义，触沙或者创作沙画，都使得参与者的无意识有了展现的机会和形式。有些人从手接触到沙子的时候，便呈现出参与者的独特之处。在参与者的分享和言说中，积蕴着沙与水的象征性意义，积蕴着与大地母亲的联系，积蕴着与集体无意识原型的沟通，反映心的灵性与创造……而沙盘心理技术的治愈意义也包含在其中了。治愈的力量与决定性因素来自参与者的内心深处，而非外在的治疗或影响。沙盘师的作用不是指导或引导治愈，而是作为参与者内在的指引者，起到安全与守护的作用，发挥陪同与共同探索的效果。

3.在操作过程中的主体表达具有独特性

参与者可能从沙盘室的架子上拿起某一个玩具模型，用手感触着，挑选着，拿起来又放下，也可能会在沙盘上把某一个玩具模型细心地放在适合它的位置，左右上下移动着，或者用手去抚摸某一个玩具模型并感受其中所包含的记忆。实际上，参与者使用的所有沙盘玩具模型，都可能包含着个人心理层面或无意识层面的痕迹与记忆。而这种感性的接触，也是在一种自由、安全与受保护的心理分析气氛中记忆的唤起与重新体验。参与者用他的双手，在构画着无形的内在感受。对于沙盘师来说，是心在倾诉，亦是心在表达。从沙盘上留下的手的印记，到由手的触动所形成的沙的流动与沙的形状，都属于沙盘心理技术之下心灵探索的内容。

4.沙盘图画正是探索无意识的重要线索

面对一幅沙盘图画的时候，我们是通过图画的形式，在感受参与者发自心底的表述，在感受其无意识的自发显现。有的时候，参与者在完成其沙盘图画之后，甚至是在其游戏的过程中，会讲述其中的故事，但也可能只是留下了他的沙盘图画及其非言语的表达。沙盘图画在"说话"，它使用的是象征性语言。比如，参与者在沙盘中放了一个房子，房子除了与参与者个人经历、情感有关之外，它所包含的文化意义及其自身转化的象征性意义，都在沙盘图画和参与者的心灵探索及自我心理分析过程中具有十分重要的意义和作用。而这个房子在沙盘中的位置、它与周围玩具模型的关系，以及在多次沙盘图画中的出现、转移与消失，等等，都展现着参与者内心变化及其治愈、发展的过程。

（二）适应证的选择

目前，随着沙盘心理技术的不断发展和专业人员的不断实践，沙盘心理技术已经应用于临床心理、医疗系统、学校系统、家庭治疗等。从其应用看有着广泛适应度，在医疗领域中的应用也越来越受欢迎，在心理咨询中适用于包括幼儿、儿童青少年、成人等各种人群。由于非言语性的特点，沙盘心理技术特别适合言语能力还未充分发展的儿童或言语能力有障碍的儿童，对多动症儿童、孤独症儿童，以及有攻击行为、情绪问题、创伤后应激障碍（PTSD）、危机干预、抑郁症、焦虑症等的成年人均有很好功效。

1.针对儿童青少年

（1）儿童青少年的心理健康

根据中小学生生理、心理发展特点，运用沙盘心理技术的方法和手段，从事心理健康教育，培养学生良好的心理素质，开展素质全面提高的教育活动，促进学生身心健康全面和谐发展。

（2）针对儿童青少年的心理咨询与治疗

沙盘心理技术对于学生社会性发展，对于注意力不集中、厌学、情绪不稳定等一般心理问题也有明显的帮助，针对儿童多动症、攻击行为、创伤后应激障碍、抑郁、考试焦虑等均有好的治疗效果。

① 焦虑等情绪困难。学习和考试焦虑是当前学校心理咨询的主题之一。沙盘心理技术是一种集认知重构、情绪表达、感觉统合、心理动力等于一体的临床心理治疗方法。借助沙子、玩具模型，可以宣泄消极情绪，让个体得到放松，并在面对沙盘这一内心镜像时重构自己的意识或无意识认知。

② 孤独症等言语和交流困难。这类幼儿或学生的心理咨询不适合使用言语面谈式的咨询。运用沙盘心理技术对言语和交流存在困难的幼儿或学生进行干预，个体的挫败感和心灵创伤都能得到适当的表述，并得以减弱。

③ 注意缺陷、多动。运用沙盘心理技术能帮助注意缺陷幼儿或学生将注意力集中于一种可具体感知到的、自我主导的活动，沙子和玩具的可触性、可移动性通过触觉与运动觉作用于个体的大脑神经，从而使他们的注意力集中于具体的物件和活动。

④ 攻击性行为。沙盘心理技术为此类幼儿或学生提供了一个表达的机会，可以让他们在虚拟的空间里将其愤怒、攻击性的行为和情感物化地演示出来，以替代性活动耗散其攻击性心理能量，并从沙盘所建构的故事情境中习得与人相处的适应性行为。

⑤ 人际关系困难。在沙盘世界中，成员或个体以虚拟而又注入真情实感的角色扮演的方式展开人际关系，并在沙盘的帮助下调整社会认知系统，从成员人际交往的成功行为中习得社交适应行为。

2.针对成年人

成年人的心理健康问题不可小视，2022版"心理健康蓝皮书"《中国国民心理健康发展状况报告（2021～2022）》中提到，不同年龄、不同收入下心理健康状况差异突出，不同职业群体也呈现不同的心理健康特征。

（1）针对成年人的心理健康教育

沙盘心理技术应用在高校生涯发展咨询中、青年人恋爱关系调节中、医疗系统健康常识的教育工作中、以家庭关系问题为主的家庭治疗中、企事业单位针对员工激励与压力的调试中；还应用在社区中，针对离退休老人刚退休不适应、空巢老人的孤独等问题都有很好的调节作用，也可应用于改善邻里关系。无论是在军队中针对入伍新兵进行环境适应，以及日常官兵工作压力调试、团队默契训练配合、老兵退伍前心理适应等问题，还是在司法系统中针对工作人员进行压力和情绪调试、自我成长、人际关系调试等，沙盘心理技术都发挥了促进身心健康、社会适应、人格完善等作用，均属于成年人心理健康教育的范畴。

（2）针对成年人的心理咨询与治疗

成年人的生活和工作中往往会出现各种困难，表现出各种症状，如功能失调、出现心理障碍等问题，甚至会有危机事件发生。这些人群的问题表面上看像是社会适应问题，但适应问题的背后有可能蕴含着他们自己独特的认知思维逻辑，也有可能是由过去未完成的情结引起的对自我认知的偏颇、对社会不适应的现象和功能上的失调等情况，甚至出现各种危机。实践中，针对成年人的防御，以沙盘心理技术特有的游戏的心态、真诚的体验，在逐渐构成的自由、受保护的空间中开始工作。例如，有些监狱对服刑人员进行个人心理问题心理矫治、情绪疏导、人际关系调试等，避免和减少危机事件的发生；针对有攻击行为、情绪问题、创伤后应激障碍、危机干预、抑郁症、焦虑症等的成年人的个性化问题，或者涉及人际关系、团队合作等具体实际困难，给予科学的心理咨询和辅导，能使他们尽快摆脱障碍，调节自我，形成健康的心理品质，提高心理健康水平。沙盘心理技术是解决成年人诸多心理问题的有效工具。

（三）沙盘工作中需注意的问题

在沙盘工作中，难免会遇到一些棘手的问题。作为沙盘师，不仅要临危不乱、妥善处理，更要及时关注到来访者的情绪反应。要注意以下几个方面。

1. 建立关系阶段

① 不要迫使来访者接受沙盘心理技术。沙盘师可以用自己的方式介绍沙盘，介绍沙盘时无需过多地介绍沙盘临床治疗原理，也无需介绍物件的象征意义。不要让来访者感到非要去做沙盘的压力，要让来访者自己做决定。有些来访者在某些时候可能不适合做沙盘治疗，比如具有意识发展障碍、意识承受力较弱，以及不能控制自己的情绪等。尽管沙盘心理技术是在无意识水平中进行工作，但对来访者的意识承受力需要特别地注意。

② 沙盘师要以尊重、欣赏的态度对待来访者的世界，无条件地积极关注和接纳来访者的创作以及此时的情绪情感。

③ 沙盘心理技术被称为"非言语治疗"，尽管并非指不说话的治疗，但在来访者进行治疗的过程中，沙盘师需要尽量保持默默地观望与守护，避免干扰来访者内在的工作与表现。来访者正是因为信任，才会敞开心扉积极地配合沙盘师的引导和沟通。

2. 静默的沙盘制作阶段

① 沙盘制作过程中，沙盘师要全神贯注地观察来访者的制作过程，尽可能不要主动与来访者交流。

② 沙盘制作过程中，沙盘师应注意来访者接近沙箱、选择玩具以及创造世界的方式，来访者的特点等要在心里默默记录。尽可能地观察来访者选用的沙具、摆放的顺序、移动的轨迹、制作的作品和对作品的修改，以及他的一些细微动作、表情、情绪等变化。要注意来访者挑选玩具的属性，如颜色、质地、尺寸、形状和大小。有人会注意玩具大小比例协调，有人则不会。来访者有时会对玩具进行一些移动，要注意来访者移动玩具时的神态举止；要注意玩

具在沙箱的位置是高于表面或低于表面，是被埋起来还是隐藏起来；要注意玩具的分离或者分割，是否构成几个区域。观察的目的是可以提出一些开放式的问题，如：你把沙具放在这里的想法是什么？我看你不断地移动这几个沙具，埋起来又拿出来的意义是什么？想法是什么？这些问题就会促进来访者深入探索自己。

③ 沙盘师要注意沙盘中任务的出现与否，几人或者对立两人的朝向，要注意玩具是偏离或朝向其他玩具、沙盘师，还是来访者。要注意来访者与人的关系，包括人物之间关系，尤其注意在制作过程中来访者的言语表达和非言语表达，注意来访者与沙盘师主动交流信息的表达。

3.小心的沙盘探索阶段

在深入探索阶段，沙盘师的任务是指导成员进行自我评估，帮助成员认识个人界限，使成员体验和建立责任感，帮助成员学会互相尊重、彼此接纳、解决问题，运用团体资源，尝试新行为。这个阶段的团体沙盘师具体要做以下工作。

① 激发成员深入感受及思考，促进团体成员互动。在深入探索阶段，沙盘团体成员比以往更愿意表露较深层的自我，每个成员都表现出自己的独特性，而彼此间又相互尊重。这种氛围不但能激励每一个成员继续敢于表达自我，也使成员彼此间能维持各自的独特性。在该阶段沙盘师要通过结构化的设置，适时地鼓励成员更深入地感受与互动，强调彼此尊重和彼此关怀。保持这种和谐开放的团体气氛，会促使成员进一步地自我探索、自我认识、自我接纳、自我肯定、自我改善、自我评估、自我成长，使成员了解自己的问题行为以及行为形成的深层原因，以此作为自我超越、自我发展的重要基础。沙盘师会要求每一位团体成员在课后把沙盘工作中的感受及应用写下来发到大团体的群中，以便进一步扩大意识容器，促进大家互相学习与成长。同时也布置了课后作业，在促进学习延伸的同时，让每一个成员更深入地感受无意识，提高意识水平，促进人格的发展。

② 在支持关爱和对质中取得平衡。在深入探索阶段的团体中，由于团体的安全氛围建立起来，每一个人都能卸下一部分防御和伪装，基本上都能坦诚地表达和互助，开始享受一种充满了关爱、诚实和开放的真挚关系，逐渐对自己和别人有更多的接纳，在相互支持中看到彼此的不足与长处，从而彼此相互关心，相互支持。这种新的支持系统，使成员愿意尝试用自己的方法来为他人提供帮助。在此阶段，沙盘师和其他成员发现某成员的困惑或问题时，他们就会从爱护和协助的立场出发，与该成员对质（面质）。"我看到你在处理这个问题时……，如果这样下去，会是怎样一个结果呢？""假如是我，我可能会……"使该成员正确客观地了解自己，对自己的问题有所反思，以便采取有效的行动改变自己。

当然，沙盘师及成员也要慎用对质技术，过多的对质可能会影响成员之间的关系。最重要的原则是相信任何一个成员都是自己心理问题的专家。在保护、支持、关爱的前提下，再于对质中取得平衡。

③ 引发团体成员讨论，一切交给团体。深入探索阶段的特征是成员愿意探索对个人有重要意义的内容，整个团体互动变得很真诚，而且充满希望和活力，团体也变得有方向、有效率。在这个阶段的团体中，成员会主动关心别人、挑战自己，把自己愿意讨论的问题带到团体当中。因此在这一阶段，沙盘师一方面要自我开放，另一方面要采取一些有效的活动设置，引入一些团体成员熟悉的、感兴趣的主题引发成员讨论，使成员积极参与，并利用产生治愈效果的因素（如让成员感到有价值，讲解问题的普遍原因，发挥团体凝聚力，等等），协助成员在感觉、态度、认识和行为上发生有益的改变，并将团体中学习的内容应用到日常生活当中。此外，当成员遇到问题时，如小组某一人的问题好像没有解决、小组有人占用时间过多、有人好像没有敞开自己等，沙盘师要把这些问题交由团体一起来讨论解决。沙盘团体成员的回应是丰富的、多角度的、多元化的，只要沙盘师相信团体的力量，相信团体中每一个人的力量，问题都会得到解决。

④ 鼓励并支持成员把在团体中的收获带到日常生活中。深入探索阶段的成员在团体中可以具体感受到彼此之间的亲密和高度的共情，发展出很深厚的人际关系、一种人与人的真实接触关系以及一种难能可贵的"你—我"关系。此阶段的成员会变得很体谅人，很有共情力，对人接纳、温暖、诚挚且真实。所以，沙盘师要鼓励成员分享自己的经验知识和技能，互为资源，要鼓励成员尽力帮助其他成员并获取他人的帮助。沙盘师应该鼓励成员从团体中学习并获得最大收益，协助成员从团体经验中重新认知，协助成员分析、感受自己的无意识及行为，以便整合无意识内容，以使原来不能适应现实的行为或不合理的信念，代之以适应的行为及合理、健全的信念。沙盘师可以协助并鼓励成员将新的认识转变为具体行动，应用和实践于日常生活当中，并在团体聚会时向团体报告自己的改变。如有的成员把在团体当中学习到的方法运用到亲子、夫妻等关系中，尽管可能有不完善的地方，但沙盘师更应该看到这些应用的积极方面，及时给予鼓励和赞美，并使这种在现实中的应用持续下来。

在探索阶段，沙盘师还要适时提醒"四不二重"的工作原则，并保持价值中立，守住沙盘师和参与者共同营造的安全、自由的空间，运用积极想象及融合其他心理技术促进治愈，接纳小组所有的发生、发展的历程，以抱持的态度引导讨论，用开放式的提问引导成员自己思考并回答，小心、适时地介入讨论，利用角色扮演增强共情感受。

4.结束阶段

① 沙盘制作结束时需要记录或拍照，记录沙盘制作开始的时间和结束的时间。如果来访者制作得过快，可以帮助来访者进行深入的体验；如果时间快

到了，可以温和地向来访者提醒，并且建议把沙盘世界保持在他想要的样子，可以在下次继续进行。

② 咨询师要特别注意的是暂缓（不要试图进行）自己的任何诠释和假设，即便是产生了疑问，也只能在治疗阶段与来访者探讨和询问他本人对于沙盘的解释和看法。

③ 澄清一些细节的呈现。例如，沙盘里有没有他自己，和周围摆放的东西关系如何，摆放物体之间的连接关系和整体感觉，为什么这么摆。重点听他是如何连接自己的现实生活的，包括人际关系、与父亲的关系、工作、学习等，涉及与人的情感连接，包括和母亲的关系，感情、依恋等与主题相关的感受、期待以及渴望等。

（四）沙盘心理技术的应用前景

1.社会领域中的应用前景

（1）在幼儿园、大中小学中的应用

沙盘心理技术应用于幼儿或学生个体及团队的心理咨询与辅导中，可以提升幼儿、学生的自信心、想象力和创造力；促进幼儿、学生的社会性、情感和学习能力的发展；对有辍学倾向、学校恐惧症、同伴关系困惑等心理障碍的学生提供针对性辅导；更可以促进团队精神的升华，提升团队凝聚力，培养协作能力。应用于教师团队的心理咨询与辅导中，可以释放教师心理压力，有效预防教师的职业倦怠，提升教师的教学和管理能力。

（2）家庭疗法中的应用

心理咨询与治疗领域出现了整合的趋势，将沙盘疗法应用于家庭治疗是这一趋势下的成功尝试。沙盘疗法应用于家庭治疗的理论背景是家庭治疗与游戏治疗的整合以及沙盘疗法在团体治疗中的应用。沙盘疗法应用于家庭治疗的临床实践包括家庭评估、家庭治疗、夫妻治疗、家庭治疗师督导，这些临床实践的开展为儿童青少年心理咨询与治疗方法的发展提供了有益的启示。

（3）在社区、企事业单位的应用

对高压力人群（如销售人员、企业管理人员）可以整体进行压力释放，也可以在社区、部队、公安机关和监狱等特殊机构中运用。有些治疗师已经在社区的养老院中开展沙盘疗法。在企业中应用可以提升团队凝聚力，提高从业者的创造力，开发心理潜能（如创意人员、广告从业人员等）。

2.临床心理上的应用前景

（1）日常咨询中的应用

能够广泛地治疗诸多心理疾病或心理障碍（如情感障碍、创伤后应激障碍、孤独症等），在培养自信与健全人格、提高想象力和创造力等方面也能取得较好的效果。

（2）在危机干预中的应用

可以将沙盘心理技术应用于危机干预中，对危机干预中筛选出来的心理问题高危人群实施个体沙盘心理技术或团体沙盘心理技术，能够有效预防心理危机事件的发生。

（3）在团体咨询中的应用

可以利用团体沙盘心理技术开展团体咨询，针对某一特定的团体、家庭、同宿舍学生、小组等开展团体沙盘心理技术，对增进人际关系、调节人际关系、提升团体的亲密度及凝聚力等都有显著效果。

沙盘心理技术在应用过程中应特别注意，如果来访者已符合精神障碍性疾病诊断或已经明确诊断，应由医疗机构心理治疗师进行心理干预。

3.医疗领域中的应用前景

心身医学经过30多年的实践、探索，已在心身肿瘤医学、心身心脏医学、心身风湿医学、抑郁症、焦虑症等心身医学的相关研究中获得了长足发展。在广义的心身医学领域，医生或者从事心身医学工作的人员将心理学、精神病学等相关知识结合，有针对性地解决临床上的实际问题，例如那些用单一生物医学无法解释的症状、无法解决的问题，可通过整体心身医学模式进行探索实践，归纳、总结出规范、有效的方法。心身医学相关的探索和创新既推进了心身医学向临床应用的实质性转化，也促进了生物医学模式向生物－心理－社会医学模式的转化。

大众对心理与精神健康的需求日益增加，心理技术的应用也开辟了新的舞台。尤其自沙盘心理技术的研究探索以来，沙盘心理技术在各个领域都发挥了积极作用，在心理医院、综合医院心理或精神科得到了广泛的应用。对于精神紧张引起的很多病症有缓解作用，对于孕产期抑郁、病程中的抑郁等多种抑郁情绪有缓解作用。沙盘心理技术包括个体治疗和团体治疗。个体治疗便于对患者进行更准确的诊断和深层心理分析与治疗。团体治疗是对同类患者、同一科室或同一医生的患者集中进行游戏训练，释放压力，缓和冲突。另外，对医护人员的自我调节与成长也很重要，医护人员和心理咨询师在长期的工作之中存在巨大的心理压力，沙盘心理技术可以在安全和受保护的情况下使其自身的心理压力得到释放。

第三章
沙盘心理技术在精神疾病领域的应用

一、精神疾病的心理治疗概况

现代医学所提倡的生物－心理－社会模式，使得人们对精神疾病的理解有了深入的个体化视角和趋于整体的观念。因此在进行精神疾病的评估时，更加注重综合考虑患者的个体特点和生活环境，而非"只见症状不见人"。精神疾病的症状往往是多种因素综合作用的结果，其中，生物因素包括家族遗传易感性、先天气质倾向、发育成长情况等，心理因素包括性格、原生家庭抚养方式、重要童年经历等，社会因素包括生活应激事件、重大社会事件等。

在临床实践中，对于已达到精神疾病程度的患者，尤其是疾病的急性期，药物治疗应是首要的选择；同时对于大部分神经症患者、一般心理障碍患者及部分人格障碍患者来说，心理治疗是其主要的治疗方案。基于精神疾病成因的复杂性，单纯服用药物往往难以获得理想的效果。关于精神疾病的治疗研究也表明，药物治疗联合心理治疗的效果要优于单纯应用药物治疗。

目前国内外的心理治疗流派已经发展演变到多达数百种，从不同的心理理论角度出发，常用的治疗方法有精神分析、认知行为治疗（包括行为治疗、认知治疗）、人本主义疗法、完形疗法、催眠疗法、暗示疗法、森田疗法、生物反馈疗法、焦点解决短期治疗、叙事疗法、动机面询、表达性艺术治疗等。从不同的治疗对象角度出发，心理治疗除了个体治疗、也有婚姻与家庭治疗、团体治疗等。在临床实践中，心理治疗以谈话治疗为主要形式，以下针对精神疾病的心理治疗现状进行简单介绍。

（一）精神疾病的心理治疗现状

1.精神分裂症及其他精神障碍

精神分裂症是一类常见的精神疾病，可表现为思维、情感、意志及行为等多方面的障碍。基本特征为：患者的精神活动出现内在的不一致、不协调（分裂），并由此表现出与环境的不一致或不协调。患者一般无意识障碍及智能障碍，可表现为有认知功能的损害。布洛伊勒（Bleuler）将症状分为基本症状和附加症状。基本症状是指思维、情感及本能内驱力的障碍，主要表现为思维散漫、自我矛盾性、孤僻性或内向性，这类症状反映了患者精神功能的基础障碍。附加症状是指幻觉、妄想等症状。

精神分裂症无法治愈，但治疗能缓解其症状。药物治疗：抗精神病药物，通常用于减轻或停止妄想和幻觉。心理治疗：对于患病初期的患者，不可深入地探讨无意识中的内容。由于这些患者的自我功能较弱，揭露性治疗将使患者更深地陷入精神分裂状态。这种情况下较适合采用支持性心理治疗、认知行为治疗、精神动力学治疗。支持性心理治疗的任务包括对患者进行心理教育，增加患者对疾病的认识，使其认识到药物治疗和维持治疗的重要性，提高对治疗的依从性，同时建立起良好的医患关系。在感情上理解患者，认真对待患者的主诉，对他们的积极方面给予关注和肯定。认知行为治疗注重建立、培养对患者有利的行为方式，包括分析疾病诱因、发现患者和家属的不良反应方式，并给予治疗性纠正。精神动力学治疗一般在缓解期进行，对于治疗适应证要慎重考虑。精神分裂症患者的心理治疗所涉及的主要是目前和现实的问题，避免纠缠于导致患者焦虑恐惧的内容，应更多地注重于帮助患者适应环境。

2.双相障碍

双相障碍的个体在明显的心境发作期间有极端而强烈的情绪状态，这些状态不同于日常生活中的心境起落。双相障碍包括三种不同的疾病：双相 I 型障碍、双相 II 型障碍和环性心境障碍。

药物治疗：心境稳定剂，抗惊厥药物有时也可用作心境稳定剂。心理治疗：建立良好的医患关系，进行关于疾病的教育，帮助患者形成规律的作息。可采用认知行为治疗、人际关系治疗、家庭治疗等。

3.抑郁障碍

抑郁障碍的个体容易产生悲伤、空虚、无价值感，遇到事情容易感到内疚、无助、绝望，或者易激惹，严重时可导致自杀行为。抑郁障碍包括重性抑郁障碍、持续性抑郁障碍、经前期烦躁障碍和破坏性心境失调障碍。

抑郁障碍对于药物治疗和心理治疗反应较好，经过治疗，80% ～ 90%的患者症状会减轻。药物治疗：抗抑郁药物。心理治疗：人际关系治疗、支持性心理治疗、认知行为治疗、家庭或配偶治疗、团体治疗。

4.焦虑障碍

焦虑障碍以紧张、焦虑、恐惧为主要临床表现。个体害怕或担心的程度超过了与年龄和环境匹配的正常程度，损害到他们的日常生活功能。常见的焦虑障碍有惊恐障碍、场所恐惧症、广泛性焦虑障碍、特定恐惧症、社交焦虑障碍、分离焦虑障碍等。

药物治疗：抗抑郁药、苯二氮䓬类等。心理治疗：可采用认知行为治疗，包括放松的方法、呼吸训练、分散和重新聚焦焦虑（恐惧）的方法，通过认知行为治疗，许多焦虑症状可以得到显著改善，或采用精神动力学治疗、团体治疗，这对于缓解焦虑也有较好效果。

5.强迫障碍

强迫障碍表现为反复出现的害怕、担心、冲动情绪或者想法（强迫思维），强迫思维往往与仪式化的行为（强迫行为）组合。由于患者明知强迫思维的不合理性却又不能摆脱，因此通过不断重复强迫行为以应对强迫思维。这组障碍包括强迫症、躯体变形障碍、囤积障碍、拔毛癖和皮肤搔抓障碍。

治疗有助于减轻和控制强迫思维和行为，应对压力，减轻恐惧，预防症状恶化。药物治疗：抗抑郁药，尤其是选择性5-羟色胺再摄取抑制药。心理治疗：认知行为治疗、精神动力学治疗。

6.创伤后应激障碍

创伤事件是人们经历或看到可怕的事情，不同年龄的个体以许多不同的方式对创伤作出反应。创伤后应激障碍和急性应激障碍是被那些能够导致痛苦的创伤事件触发，例如噩梦、闪回，以及令人不安的记忆。创伤后应激障碍是患者遭受创伤事件后，反复出现创伤性体验、创伤性噩梦及"触景生情"，过分担心和回避，避免参加能引起痛苦回忆的活动，常伴有错觉和幻觉。急性应激障碍是患者遭受创伤事件后，出现焦虑不安、注意狭窄、意识清晰度下降、定向困难，也可表现为抑郁退缩，甚至木僵。

药物治疗：抗抑郁药，苯二氮䓬类镇静剂。心理治疗：认知行为治疗，包括放松技术、改变痛苦的行为模式和侵入性想法；催眠能够帮助控制分离状态和体验；暴露疗法帮助患者面对和控制对于创伤的害怕和痛苦；此外还要强化家属和社会的支持。

7.分离障碍

分离障碍的特征是意识、记忆、身份、情感、感知、躯体表现、运动控制和行为的整合功能的破坏或中断。患者可能有遗忘、漫游、人格状态改变等表现。这组障碍包括分离性身份障碍、分离性遗忘、人格解体或现实解体障碍。创伤是造成这些障碍的危险因素。有分离性身份障碍或分离性遗忘的个体自杀风险增加。

药物治疗：缓解焦虑，通常为选择性5-羟色胺再摄取抑制药。心理治疗：

针对分离性遗忘可用催眠治疗帮助患者恢复失去的记忆，心理动力学治疗可以帮助患者将不同的身份整合为一个牢固的自己。

8.进食障碍

进食障碍主要包括神经性厌食、神经性贪食和暴食障碍。在许多情况下，进食障碍与其他精神障碍同时出现，例如焦虑障碍、抑郁障碍、强迫障碍以及物质滥用障碍等。

对于神经性厌食，首先是恢复健康的体重；对于神经性贪食，主要是停止"暴食一清除"的循环；对于暴食障碍，重点是阻碍暴食发作。除药物治疗和心理治疗外，营养咨询可以帮助患者管理日常饮食和培养进食习惯。药物治疗：抗抑郁药物、抗精神病药物、心境稳定剂。心理治疗：认知行为治疗，尤其以行为治疗为主，操作性条件反射是最有效的；精神动力学治疗用于帮助患者了解自己的内心冲突和防御，增强自我接纳；家庭治疗有助于改变家庭僵化或者混乱的模式，在家庭互动模式改变的脉络下，患者的行为也会发生改变。

9.睡眠－觉醒障碍

情绪因素是导致非器质性睡眠障碍发病的重要因素。睡眠－觉醒障碍破坏了睡眠质量、入睡时间和数量。这种障碍可能导致广泛的躯体和情绪问题。这组障碍常见的有失眠症、嗜睡症、睡眠异态（非快速眼动睡眠唤醒障碍和快速眼动睡眠行为障碍）、昼夜节律睡眠－觉醒障碍。

药物治疗：苯二氮䓬类、镇静作用的抗抑郁药等。心理治疗：针对失眠症，认知行为治疗、精神动力学治疗等主要致力于治疗导致失眠的长期因素，改变关于睡眠的不良信念和态度，进行健康睡眠的心理教育。此外也可使用矛盾意向法、催眠或沙盘疗法等。

10.成瘾障碍

成瘾障碍是一种慢性的甚至终身的疾病。酒精、毒品和赌博等能够快速影响大脑的奖励系统，带来强烈的愉悦感，以及对物质和行为的渴求以重复达到这种程度的愉悦。成瘾障碍包括物质使用障碍、物质中毒、物质戒断，以及物质所致的精神障碍。

药物治疗：控制对毒品的渴求，缓解戒断症状，包括纳曲酮和苯二氮䓬类药物等；双硫仑则能够阻碍酒精代谢，达到厌恶条件刺激作用。心理治疗：建立良好的医患关系，进行心理教育，治疗方法包括动机面询、认知行为治疗、精神动力学治疗、团体治疗等。

11.人格障碍

人格是一种固定的思维、情感和行为方式，不因时间和环境的变化而改变，是个体独特的生活方式和人际交往模式的总和。人格障碍是指个体的人格特征严重偏离在特定文化观念、思想、情感和人际关系中人们普遍的模式，可显著损害个体如何思考、感受、生活、工作和理解他人的方式。主要包括A类人格障碍，有偏执型人格障碍、分裂样人格障碍、分裂型人格障碍；B类人格障碍，有反社会型人格障碍、边缘型人格障碍、表演型人格障碍、自恋型人格障碍；C类人格障碍，有回避型人格障碍、依赖型人格障碍、强迫型人格障碍。

人格障碍通常治疗难度较大，且需要长程心理治疗。有些类型如偏执型、反社会型人格障碍通常难以建立工作联盟，治疗非常困难。针对不同类型的人格障碍患者，需要根据他们的人格特点选择匹配的治疗方案。例如对于边缘型人格障碍，比较有效的治疗包括辩证行为疗法（DBT）、移情焦点治疗（TFP）等。

（二）心理治疗的发展趋势

心理治疗在诞生之初，发展相对较为缓慢。随着社会发展和人们需求的变化，近50年来心理治疗呈现出蓬勃发展的状态。例如20世纪初，心理治疗的疗法仅有几种，至50年代增至几十种，至80年代则高达几百种，至今天达上千种。专业人员历经多年的对立和争论，经过大量关于疗效的研究发现，各种疗法的疗效相近，各有千秋。基于每一种心理治疗的学派都有其自身的长处和不足，专业人员开始不再局限于流派之争，而是更加开放地探讨各种学派、理论、模型、技术方法的选择和取舍。20世纪80年代以后，越来越多的专业人员开始接受折衷主义治疗，这种现象意味着心理治疗日益趋于整合。

对心理治疗中影响疗效的共同因素的研究发现，心理治疗师和患者是两个重要的因素，这些结果使专业人员更加注重以患者为中心，强调治疗关系的重要性。在心理治疗的过程中，医患之间的关系（治疗联盟）对于疗效起着至关重要的作用，这种作用甚至超过了具体的理论技术。

随着社会的快速发展和经济压力的增加，患者更加希望心理治疗能够在更短暂的时间内达到治疗效果，这些影响因素共同推动着专业人员超越单一的治疗理论框架，致力于探讨更加经济和有效的整合治疗方式。

（三）表达性艺术治疗在精神疾病领域的应用

表达性艺术治疗是在一种支持性的环境中，将艺术作为一种方法和手段，促进患者去释放、表达和放松，以此来治疗患者的心理疾病，达到促进康复的作用。这是一种通过源于情绪深处的艺术形式发现自我的过程。在艺术治疗过程中，治疗师灵活运用不同的表达性技术，包括沙盘心理技术、绘画、音乐、舞动、即兴创作等多种艺术形式，以实现与患者在心灵上的沟通。

作为精神疾病辅助治疗的重要心理治疗手段，表达性艺术治疗具有非言语表达的沟通优势，能够触及谈话治疗所不能抵达的层面，更容易接近患者的无（潜）意识。这种形式不受年龄与教育水平的限制，患者通过艺术性的方式可以更自由地表达，减少心理防御和对于伦理道德的顾虑。

国外关于表达性艺术治疗在精神疾病治疗中应用的报道比较多，其中以绘画治疗、音乐治疗、沙盘心理技术较为多见。近年来国内学者也开展了相关的效果研究。在慢性精神分裂症的康复治疗中，绘画治疗、音乐治疗均有利于缓解精神分裂症患者的精神症状，改善其认知功能及社会功能。针对抑郁症患者的治疗过程中，音乐、诗歌、绘画等艺术治疗可以在多种临床情况下减轻患者的抑郁症状。格雷丝（Grace）等人的研究结果表明，视觉艺术的干预在减轻创伤后应激障碍的症状方面疗效显著。音乐治疗也是治疗神经症常见的有效艺术治疗方式。关于沙盘心理技术在精神疾病治疗中的应用将在第二节进行详细介绍。

综上，表达性艺术治疗在各类精神疾病治疗中能够很好地达到缓解症状、增强疗效的作用，进而提高患者的身心健康水平。同时，表达性艺术治疗也存在一些局限性，例如规范化操作流程较少，导致可复制性不高，推广比较受限制。因此，在已有研究和实践结果的基础上，在临床实践中开展表达性艺术治疗的过程中，可以探索将操作流程更加具体化和规范化，也可以探讨综合多种艺术治疗方式对精神疾病的治疗作用。有关国内学者对沙盘心理技术在上述方向进行的探索，详见本书第二章。

二、沙盘心理技术在精神疾病治疗中的应用

（一）沙盘心理技术在精神疾病治疗中的应用现状

经过近50年的发展，沙盘心理技术已成为国内外影响广泛的心理治疗技术之一。针对一些常见的精神问题如焦虑、抑郁情感障碍，以及精神分裂症康复期，将沙盘心理技术与药物治疗联用的效果明显高于单纯使用药物治疗。也有少数研究发现，针对躯体形式障碍、进食障碍，沙盘心理技术同样具有良好的效果。针对轻中度抑郁症患者的研究表明，药物治疗联合沙盘心理技术进行干预的效果优于单用药物治疗。针对情感障碍的患者，沙盘心理技术能够有效缓解患者的焦虑、抑郁症状，提高幸福指数。针对情感障碍伴随睡眠障碍的患者，沙盘心理技术可以降低患者的焦虑抑郁水平，阻断情绪障碍和睡眠障碍之间的恶性循环，从而改善患者的睡眠质量。对于精神分裂症后抑郁患者，沙盘心理技术联合药物治疗能够有效缓解分裂症状和抑郁症状，还能明显改善患者的执行功能，效果明显优于单用药物治疗。沙盘心理技术对于躯体形式的自主神经功能紊乱的治疗也有良好效果。实践证明，沙盘心理技术可以安全有效地应用在精神分裂症康复期、抑郁症、焦虑症、躯体化相关障碍、进食障碍等精神疾病领域，有利于改善患者的情绪调节、睡眠问题，降低复发率，对于人际提升、社会适应都有显著的改善，有助于患者早日回归社会，提高生活质量。

以上都是单纯通过药物治疗难以达到的效果。

针对创伤后心理干预，对于幼年时遭遇过性创伤的人群，尤其是年轻女性，由于其人格稳定性和社会适应受到很大干扰，临床治疗难度很大，国外学者用沙盘心理技术进行干预并且获得了显著效果。国外也有研究表明，沙盘心理技术对于灾难后人群的心理重建具有较好的效果。我国学者利用沙盘心理技术对汶川地震后人群进行心理干预，同样取得了良好的效果。这为我们治疗创伤后应激障碍开启了新的思路和探索方向。

同时，团体沙盘心理技术在精神疾病治疗的应用中也取得了良好的效果，主要是关于抑郁、焦虑情感障碍，也有少数关于进食障碍的研究。团体沙盘心理技术有利于患者减轻心理压力，舒缓消极情绪，习得新的态度与行为方式，改变不良应对模式，从而改善人际关系，提高社会适应能力。临床实践中往往采用同质性团体，由于成员有类似的疾病状态、情感体验及现实问题，有助于成员减少心理防御，勇于自我表露，增强康复信心，提高治疗依从性，从而增进人际交流，恢复生活信心，促进社会功能的恢复。实践表明，成员在合作完成沙盘作品的过程中可提高抑郁症患者的社会交往经验，提高认识自我并接纳他人的能力，为患者日后回归家庭和社会增强自信心，最大限度改善社会功能缺陷。药物联合团体沙盘心理技术治疗精神分裂症患者可以显著提高治疗效果，提高患者生活质量评分，同时减轻因服用药物带来的副作用。以上结果表明，针对轻中度焦虑障碍、抑郁障碍、部分精神分裂症康复期的患者，采用沙盘心理技术进行团体治疗是一种经济和有效的方式。

综上，不论是在精神疾病的个体治疗还是团体治疗的过程中，沙盘心理技术作为一种直接干预或者辅助治疗的手段，都能够有效缓解患者的症状，促进患者的康复。

（二）不同精神疾病患者的沙盘特点

由于沙盘作品往往反映着来访者的内心世界，会呈现出其心理问题、资源和解决方向，动态的沙盘也会反映心理状态的变化，因此也有学者致力于研究不同状态人群的沙盘特点。米切尔（Mitchel）和弗里德曼（Friedman）通过研究，将沙盘主题分为两大类：治愈主题以及创伤主题。他们观察到创伤主题和治愈主题的数量会随着治疗的进程发生改变。创伤主题通常出现在有早期创伤、受虐待、患病、失落或者是有亲人丧失的来访者的沙盘中。相反，治愈主题通常出现在健康人群，或者是治疗后期的沙盘中。

在此基础上，有学者进一步发现精神疾病患者的沙盘特点，例如躁狂症患者在完成沙盘作品时会使用很多的沙具，沙盘作品显得非常混乱和拥挤。抑郁症患者的沙盘作品则显得空洞，使用沙具的种类和数量均偏少，很难有创新性，多以模仿为主。强迫症患者的沙盘作品因为具有完美的特性，完成沙盘的时间会很长，甚至很难完成一个满意的作品，他们会非常在意沙具大小和空间比例。因此，通过观察动态沙盘画面的变化，也有助于了解患者的内心状态和变化。

（三）沙盘心理技术在精神疾病治疗中的发展前景

沙盘心理技术作为表达性艺术治疗方法之一，其游戏的性质有助于缓解患者由于疾病所引起的担心、焦虑情绪，从而减小阻抗，提高依从性，建立良好的医患关系。尤其对于一些有言语障碍或者有自闭倾向的患者，沙盘心理技术以非言语的形式，"重感受、重陪伴"，帮助患者在安全、自由、受保护的空间内和自己的身体感受建立连接，促进患者对情绪的宣泄，通过逐级深入的无意识意识化过程，达到缓解症状、身心康复、心灵成长的效果。

沙盘心理技术从发明之初就与中国文化有着深厚的渊源，在传入中国之后的实践过程中，不仅沙盘心理技术的操作流程被设计得更加具体化和规范化，并且在理论基础和技术方法上也得以进行整合和拓展，以分析心理学理论为基础，吸收了中国文化的精髓如王阳明心学，整合了人本主义、存在主义、积极心理学、叙事疗法、焦点解决短期治疗等不同的理论和技术，综合了音乐治疗、舞动治疗多种表达性艺术治疗手段。在以上基础上，经过多方位改良和发展之后的沙盘心理技术更具操作规范性、包容性和灵活丰富性，因此也更加适合推广应用，在实践中也取得了良好的效果。

在生物－心理－社会的新型医学模式中，现代医学的发展方向逐步趋向精准医疗和个体化医疗。在精神疾病治疗的过程中，专业人员以患者为中心，以尽可能高效经济地帮助患者缓解痛苦为目标，致力于探讨关于各种精神疾病更具针对性和高效的整合式治疗方法。作为表达性艺术治疗的方式之一，沙盘心理技术不仅需要在原有的应用基础上进一步完善和发展其规范化和整合程度，还可以探讨其在精神疾病不同治疗阶段中更加具体准确的应用方式。

三、沙盘心理技术在精神疾病治疗中的操作流程及注意事项

（一）个体治疗

1.操作流程（参照第二章中的个体沙盘心理技术操作流程内容）

2.注意事项

虽然经过长期的实践和发展，沙盘心理技术已经被证明是有效的心理治疗方式和干预手段，但是由于其是建立在深度心理学理论基础上的治疗手段，在

精神疾病治疗的适应证中需要进行慎重选择。在患者情绪相对稳定、有一定的联想能力和抽象思维功能的情况下，是适合进行沙盘心理技术操作的，这时沙盘能够帮助患者缓解情绪压力、对无意识内容中的情结进行觉察和转化，促进个人成长。反之，心理治疗师需要考虑沙盘心理技术能否对患者产生效果，在开始治疗前需要对患者的精神状态、自我功能、人格基础进行充分评估。通常经过4～6次的谈话治疗，工作联盟建立得比较稳固，同时治疗师对于患者有了充分的评估以后，再考虑患者是否适合进行沙盘心理技术的操作。以下情况需要停止或者暂缓进行沙盘操作。

① 当患者对沙盘心理技术有抵触和抗拒时，心理治疗师不能迫使患者进行操作。

② 当患者有较强烈的情绪时，应当先进行情绪宣泄，再考虑进行沙盘操作。例如重度焦虑障碍或重度抑郁障碍患者在强烈的情绪驱动下，可能会呈现出非常多混乱无序的无意识内容，包括创伤体验，这部分内容如果过快过多地呈现在沙盘里，对于治疗师和患者的内心都是剧烈的冲击，不仅难以达到良好的治疗效果，甚至有再次造成伤害的风险。

③ 当患者自我功能水平较低，缺乏现实检验能力时，例如精神分裂症患者在疾病初期意识边界比较薄弱，无意识内容过于丰富和强烈，和无意识的深度接触会增加患者分裂的症状，此时更适合增强患者的意识边界和现实适应功能。

④ 对习惯采用情感隔离和理智化的患者，沙盘心理技术效果不佳，通常他们对沙盘也比较抗拒。

（二）团体治疗

1.操作流程

参照第二章中团体沙盘心理技术概述与应用实践的内容。

2.注意事项

住院患者的精神病学诊断具有多样性，不同患者的治疗动机、对心理治疗的接受能力存在较大差异，因此在团体心理治疗开始之前进行准备性会谈是十分必要的。准备性会谈一般包括对心理治疗的解释和内容普及，向患者介绍团体心理治疗的形式和目标，针对患者的疑问和担心给予积极的回应和真诚的回答，同时解释团体心理治疗将会为患者提供何种收获。这有助于帮助患者建立信心，有利于维持团体的稳定性和有效性。

（1）精神疾病患者团体治疗准备性会谈的一般操作

① 向患者介绍心理治疗和团体治疗的基本理论知识，帮助患者理解治疗如何产生作用。

② 了解患者期待，进行澄清、解释。为患者提供指导，以利于其在团体

治疗中以较好的状态获得良好的效果，帮助患者建立对团体治疗现实的积极的期待，树立其信心。

③ 充分告知团体心理治疗目标以及过程中可能出现的问题，帮助患者缓解团体治疗初始阶段的紧张和挫败感。

④ 对团体治疗的保密性和设置做出说明。

⑤ 允许患者做出是否参加团体心理治疗的决定。

（2）团体治疗效果的评估

由于质性研究对患者的主观感受和世界观高度敏感，可阐述患者对疾病和健康的真实体验，因此在治疗结束后，质性研究中最重要的收集资料的方式——访谈非常适合用来评估治疗效果。此外，也可以通过量表测评的方式，将前测和后测的结果进行对照。

（3）团体治疗的适应证和禁忌证

团体治疗适应证：焦虑障碍、强迫障碍、抑郁障碍、睡眠障碍、人际交往障碍、进食障碍、精神分裂症康复期。

团体治疗禁忌证：重度抑郁障碍急性期，精神分裂症急性期，偏执型、分裂型、反社会型、自恋型等人格障碍，物质滥用和依赖。

四、沙盘心理技术在精神疾病治疗中的案例分享

（一）精神分裂症康复期患者的家庭治疗

1.个案概念化

（1）患者背景资料

小唐，20岁，上职业高中时与同学发生矛盾后出现情绪不稳定、孤僻、不爱与人交往的情况。毕业后在工作中因琐事和同事大吵后变得性格、行为古怪，出现幻听（幻听内容多为评论和指责性内容），坚信周围人对自己有恶意，懒于打理个人卫生，不能正常工作和生活。家人将她送到精神专科医院，医院诊断她为精神分裂症，经过规律药物治疗3年后小唐病情稳定，无幻听症状，能够正常交流，生活能够自理。但是情绪持续低落，易激惹，并且因母亲不理解自己、限制自己与朋友交往，与母亲矛盾冲突较多。母亲带小唐来寻求心理咨询，期望帮助小唐调节情绪、缓解母女矛盾。

家庭教育环境：独生女；出生于南方某一线城市；足月顺产，母亲孕期情绪不稳定，经常与父亲争吵，母乳喂养1年后自然离乳；父亲无正式工作，喜欢打牌；母亲经营小卖店；父亲对小唐的教育是忽略的，缺乏关心；母亲经常说教和批评，有时无缘无故对她发脾气，没有暴力和虐待史；10岁时父母离异，一直跟随母亲生活，与父亲几乎从不联系。

个人成长史：从小性格内向，不喜交友；学习成绩中下水平，初中毕业考入职业高中；从初中开始，经常感觉被同班同学孤立，有一个好朋友，至今保持联系；无恋爱婚姻史。

家族史：否认家族中两系三代遗传性精神疾病史。

（2）治疗目标

① 帮助家庭成员调节情绪，觉察和合理表达情绪。

② 提升家庭成员自我表达能力，改善沟通方式。

③ 促进家庭成员之间互相理解和互相支持。

2.治疗过程

（1）首次观察

母女互动：小唐觉得母亲没有理解、支持她的时候会产生抱怨，母亲的反应是讲道理试图让小唐服从。接下来二人冲突和情绪持续升级，指责对方要求过高、不理解自己，争吵最终以母亲赌气的一句"好吧，那我不管你了！"结束，这句话仿佛切断了开关，小唐的话戛然而止。

（2）具体治疗过程

治疗共进行10次，频率为隔周一次，每次90分钟（谈话或者团体沙盘形式）。前3次由于小唐和母亲分歧明显、冲突剧烈，因此安排母女分开访谈，分别给予她们共情和理解，并且给予一些情绪接纳、理性沟通等方法策略的指导。在她们能够关注内心和对方感受、平等沟通的基础上，后7次的家庭治疗中，小唐愿意和母亲同时坐到一起交流心声。小唐和母亲都对沙盘有比较强烈的兴趣和好奇心，经由二人商量，第六次和第十次采用团体沙盘心理技术。在沙盘情境下，母女二人进一步敞开心扉，自由交流感受。团体沙盘图片及制作过程（小唐坐在沙盘的长边一侧，母亲坐在小唐右侧，拍照均为小唐视角）见下文。

① 第六次工作

沙盘作品：《温暖的家》

摆放过程：经由治疗师简介团体沙盘心理技术的理念和操作原则之后，母女二人进行了触沙的操作。摆放之前，小唐提议摆一个"温暖的家"，妈妈表示赞同。摆放过程中，妈妈会配合女儿摆放同样颜色的配套家具。母女一边摆放一边商量，这个过程中二人的情绪都非常放松。当所有的家具摆放完毕，妈妈提出来："好像少了一些植物啊，家里要有植物。"小唐同意了，于是二人轮流取绿植来布置沙盘画面。妈妈又取了一把粉色的小伞回来，母女眼神对视时都露出了笑容。最后小唐说，这个家还需要有一个栅栏围起来，妈妈也同意，于是小唐去沙具架上取了栅栏拼接，并且安装在了沙盘下方（图3-1）。

分享环节：说到那把粉色的小伞时，母女二人再度爆发出笑声，因为这触发了她们共同的回忆——多年前的一次旅游中，她们在海边玩得非常开心。她们开心地回忆那一天，眼神里充满了美好的向往，又仿佛有泪光。良久，二人

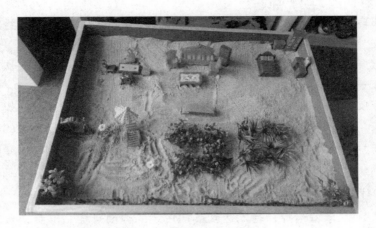

图3-1　第六次沙盘作品

又陷入沉默，有些失落。最终妈妈缓缓地低声说了一句："唉，妈妈对不起你，以后我们还找时间一起出去玩好不好？"小唐低头，已经有泪水落下，她用力地点点头。

治疗反馈：小唐说，觉得这次很开心，这个家就是她要的那种温暖的感觉，妈妈最近比以前柔和了很多。妈妈说，感觉小唐最近情绪好了很多，自己也意识到原来对待女儿的方式方法有错误，现在愿意做进一步调整。

② 第十次工作

沙盘作品：《快乐的旅行》

为了对本次治疗作完美告别，以及共同启程新的生活，小唐和妈妈共同商量要制作《快乐的旅行》。二人一边制作一边商量画面是否和谐，还需要布置哪些区域，最后她们共同在中间开辟了水域，摆放海螺、贝壳和海星，在周围装饰上小花朵（图3-2）。

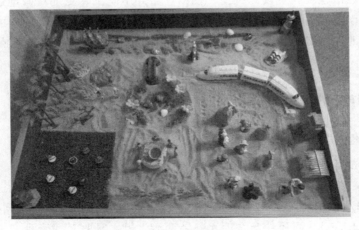

图3-2　第十次沙盘作品

分享环节：妈妈说上一次的沙盘画面对她的触动很深，本来已经忘记了的事情，在沙盘中不知不觉就回忆了起来。这么多年确实都好像忘记了什么是开心，最近开始关注自己情绪了，也开始理解女儿了，已经安排了一次旅行，要带着女儿一起去好好地放松一次。

治疗反馈：小唐很开心地说非常期待即将到来的旅行，而且妈妈现在对她比较支持，鼓励她和朋友联系、游玩，也鼓励她勇敢尝试自己想做的事情，妈妈和小唐一起联系街道居委会帮助小唐介绍合适的工作，妈妈对小唐的进步表示很满意。

3.治疗效果

经过10次家庭治疗，基本达到最初设定的咨询目标。母女二人能够比较平心静气地进行日常交流，遇到困难和矛盾时大部分时间通过协商解决，在生活中互相理解和支持。小唐的情绪比较平稳，人际交往能力提升，和朋友增加联系和交往，并且在妈妈的支持下尝试找新的工作。

4.反思和总结

精神分裂症患者的执行功能和社会功能显著降低，对患者本人和家人都会造成长期的心理压力，家庭成员之间容易爆发争吵或者发生冷战，难以合理表达情绪、理性沟通，导致实际问题难以得到解决，从而进一步增加了患者接触社会、执行社会功能的难度。

在本案例中，我们采用家庭治疗的方式对精神分裂症康复期患者进行干预。由于患者心智化水平较低，年龄为成年早期，根据家庭生命周期理论，此时适合制定更具备支持性和弹性的家庭养育策略，以帮助患者更好地完成分化和独立功能，发展出适应社会的能力。在治疗过程中，团体沙盘心理技术提供了游戏的轻松氛围、直观的画面，使得患者卸下防御，更加真诚地进行自我表达。在治疗师的引导下，患者通过观察和感受沙盘画面，触动内心的深层次体验，自然地流露出真情实感，达到心灵深处的共鸣，进而促成现实生活中的积极改变。

（二）抑郁障碍患者的个体治疗

1.个案概念化

（1）患者背景资料

青青，23岁，大学毕业。考研失利的同时发现初恋对象背叛自己，分手以后心情持续低落，每日以泪洗面，进行自罪和自我贬低，认为自己很没有用，对未来失去信心。有自杀念头但无具体实施计划。睡眠节律紊乱，失眠，有时会做噩梦，梦里多有紧张、恐惧的情绪，日间感到昏沉、疲乏。食欲差，记忆力减退，兴趣减少。就诊于专科医院，被诊断为抑郁症，服用抗抑郁药物治疗，睡眠状态好转，但仍然觉得对任何事情提不起兴趣，不肯出门找工作，对未来没有信心。

家庭教育环境：独生女，出生于北方某县城；母亲为机关工作人员，父亲为法务工作者；足月顺产，母亲怀孕待产时回到爷爷奶奶所在地，母乳喂养5个月后因母亲回去上班断乳，交由爷爷奶奶抚养，3岁之后被父母接回到父母所在城市；父母的教育方式是专制型的，当成绩不好或者没有服从母亲指令时，母亲会进行语言上的责骂，没有体罚；母亲从小鼓励她要坚强、不要哭，认为哭是没有用的；当她倾诉心情不好时，母亲会从分析问题、解决问题的角度试图帮助，但她往往感觉没有被理解和支持到；父亲工作繁忙，在家时间很少，即使在家也很少与母女互动。

个人成长史：从小性格内向，努力上进，成绩优秀；表面上和同学关系都很和睦，实际上很少与同学深入交往，和两个初中女同学一直维持着朋友关系，很少表露自己不开心的情绪；高一时认识了初恋对象，从高二开始恋爱，直至大学毕业，因对方背叛自己而分手。

家族史：否认家族中两系三代遗传性精神疾病史。

（2）治疗目标

① 调节情绪，放松身心，提升生活兴趣和增加愉悦感。

② 提升自我功能，增加自我了解，提高自我表达能力，增强适应能力。

③ 探索亲密关系模式和原生家庭模式，获得自我成长。

（3）治疗师评估

生物因素：否认家族中两系三代精神疾病史，无明确生物因素。

心理因素：出生后抚养环境较多变动，母亲缺乏情感镜映，形成不安全型依恋。同时母亲又能给予青青现实性的支持和有效的建议，使得青青非常认同和依赖母亲，于是青青对于母亲的不满无法表达，也无法整合和内化为一个好的内在客体。父亲比较疏远、冷漠，青青表面上拒绝和父亲交流，隐藏着对父亲的不满，同时内心又极度渴望和父亲接近，可见对于父亲，青青的情感也是矛盾冲突的。青青在人际交往中以讨好、顺从的形象出现，老师和同学都认为她成绩优秀，为人和善，总是努力呈现积极阳光的一面。但是她内心却有强烈的不安全感，难以有亲密的朋友，畏惧冲突，经常采用回避或者压抑的方式，在亲密关系中倾向于牺牲和压抑自我感受和需求，以维持关系的稳定。

社会因素：研究生考试失利、遭恋人背叛等生活事件使得青青的自尊面临巨大威胁，从而诱发了本次抑郁发作。

2.治疗过程

（1）首次观察

中等个头，身材匀称，偏瘦，淡妆。披肩长发，皮肤白皙，五官秀气，习惯微笑，但能够感觉到微笑面具底下的悲伤。

（2）具体治疗过程

共进行24次咨询，每周一次，每次50分钟。其中8次采用沙盘心理技术。下面选取其中4次沙盘图片及部分讨论片段为例。

第一次语言交流环节：青青表示，这颗绿色的星星让她想到童年时候看到别的小朋友头上戴了一个好看的绿色蝴蝶结，自己也很渴望拥有，但是不敢问妈妈要，因为害怕被拒绝。说到这里时她眼眶开始湿润，趴在沙盘上泣不成声，治疗师给予共情。待她充分宣泄以后，治疗师邀请她再次感受这个蝴蝶结，她默默地盯着沙面，缓缓说道："好像小时候自己很容易害怕，不敢表达，现在我知道有些事情就是要表达，要坚持。"治疗师点头，对于她的自我力量给予支持（图3-3）。

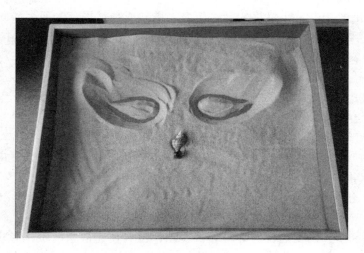

图3-3　第一次沙盘作品

第二次语言交流环节：青青说："我觉得那只小熊很可怜，它很希望天使能看到它，但是我看不到天使的脸，也不知道她能不能看到小熊。"治疗师问，这种感觉让她联想到了什么。她说："妈妈。我想到妈妈就是这样的感觉，很不确定。她应该是爱我的，但是我又经常感觉不到。"治疗师鼓励她继续表达下去，她回忆小时候妈妈会因为学习不认真打她，让她觉得害怕。但妈妈有时也会温柔地让她坐在膝盖上，给她讲道理。还会带着她去捉小鱼，那时她就很开心。回忆到这里，她脸上的悲伤变淡了，表情平静带一丝愉悦。治疗师反馈对青青的观察："当你刚才说妈妈温柔地讲道理，带你捉小鱼时，我看到你的脸上有一些放松和愉悦了。"青青说："妈妈的确也有很多温柔的时候，只是很少很少。她大概自己也有很多担心吧。"（图3-4）

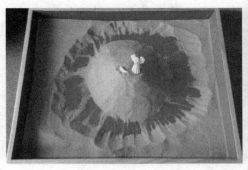
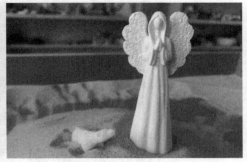

图3-4　第二次沙盘作品

　　第四次语言交流环节：青青说："这是一片非常荒凉的土地，大地干燥得裂出了口子，三只动物在艰难地生存，每只动物面前只有一个小小的水洼，而这里本来是一片大海的。"治疗师邀请她感受这三只动物时，她非常难过地说："它们在很艰难地生存，这些小水洼只有一点点的水，它们可能会渴死。"治疗师问这种感觉会让她联想到什么，她说："想到小时候想要妈妈很多很多的爱，却总是得到批评和责备，觉得自己什么都做不好。"治疗师共情："是的，一个孩子只是想要妈妈很多的爱，却总是被批评，小孩子的内心一定很难过，很委屈。"治疗师陪同青青一起，带着关爱，关注和感受这三只动物，她沉默了一会儿，说："毕竟它们面前是有水的，可能刚下过雨。也许不会那么糟糕。如果我在那里，我会给它们带水喝，或者通知动物保护组织来解救它们。"青青的脸上流露出一种平静和坚定，看向治疗师，治疗师微笑着点头（图3-5）。

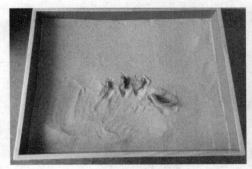
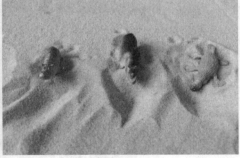

图3-5　第四次沙盘作品

　　第八次语言交流环节：青青描述这个画面是关于自己大学好友的，船上是她自己和她最好的朋友，坐着的那个姑娘是她，小船在欢快地行驶。这一次她说了很多关于学校里美好的回忆，并且告诉治疗师，最近已经顺利通过面试，即将就职于一家比较理想的公司。治疗师和她对前期工作的进展做了总结，希望她带着这份收获和礼物，去创造更加美好的生活（图3-6）。

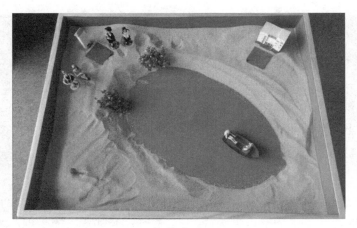

（a）

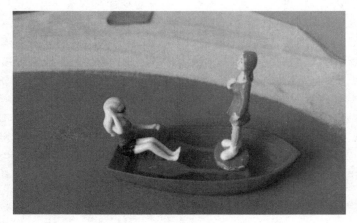

（b）

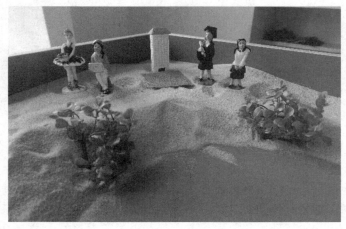

（c）

图3-6　第八次沙盘作品

3.治疗效果

心理治疗大约6次以后，青青开始乐于和朋友增加联系。并且在治疗结束前通过面试顺利入职一家较理想的公司，工作中人际关系比较融洽。

焦虑抑郁自评量表得分：咨询前SDS得分为68分，SAS得分为63分；咨询后SDS得分为42分，SAS得分为36分。

4.反思和总结

抑郁障碍患者的共同特点是存在悲哀、空虚或易激惹心境，并伴随躯体和认知改变，显著影响到个体功能。在本案例中，从疾病发生的情况来看，患者是在生活事件（考研失利、恋爱失败）的刺激下诱发了抑郁障碍发作。在谈话治疗的过程中，结合几次沙盘画面的呈现和描述，治疗师和患者能够更加直观感受到她在童年早期母女关系的创伤体验，而她通过在沙盘里的宣泄、释放、深入感悟，逐步汲取能量，并在内心完成了转化、整合的工作，实现了自我的成长和分化。这部分的心灵成长体现在生活中，便是患者能够进入社会，具备良好的工作能力和人际交往能力。这个过程也帮助治疗师深刻地体验到沙盘心理技术是如何完成从物质到精神，再从精神到物质的转化过程。

（三）社交障碍患者的个体治疗

1.个案概念化

（1）患者背景资料

小月，18岁，中专文化。从小不敢和陌生人说话。进入青春期以后，在公共场合会脸红、出汗、结巴，甚至说不出话来。成年后经母亲委托在亲戚开的公司上班，工作内容是按照固定流程做一些事情，几乎从不和同事主动说话。近两个月由于公司领导层变动，面临被辞退的风险，感到非常担心，寝食难安。就诊于心理门诊，被诊断为焦虑症，给予抗焦虑药物治疗，建议同时配合心理治疗。

家庭教育环境：独生女；母亲孕期前置胎盘，36周时剖腹产，母乳喂养至6个月后母乳不足改为奶粉喂养；出生于华东地区某县城；3岁时父母离异，一直跟随母亲在外祖父母家生活，外婆的教育方式比较专制和控制；幼儿园中班时随母亲来到南方某一线城市，母亲再婚嫁给一个年龄比自己大10岁的当地人，继父性格比较温和；母亲性格急躁，经常会批评小月做事不够快、不够好等，非常重视学习成绩，如果小月学习成绩不好会打手、打头。

个人成长史：性格内向，从5岁开始参加许多培训班，小学毕业时成绩优秀，直到初二时和母亲爆发矛盾，不愿意上学，间断请假，初中毕业进入某职业技术学校；初中有一个好朋友，有时通过手机电话联系。

家族史：否认家族中两系三代遗传性精神疾病史。

（2）治疗目标

① 调节情绪，缓解焦虑和紧张。

② 增加自我了解，提高自我表达能力，提升人际沟通技巧和心智化水平。

③ 发掘优势资源，提升自信心，增强适应能力。

（3）治疗师评估

生物因素：否认家族中两系三代精神疾病史，无明确生物因素。

心理因素：童年期生活比较动荡，形成不安全型依恋关系。接受到许多来自母亲的负面评价，自我价值感极低，性格内向、自卑、敏感、退缩，在意他人评价。一方面有对母亲过度苛责和控制深深的不满，另一方面又因为自己的无能而困扰，感到无法摆脱母亲独立存在，无法发展出真实健康的自我。

社会因素：公司领导层即将变动，面临被辞退的风险。

2.治疗过程

（1）首次观察

小月个子较高，身材微胖，长发简单扎起，低着头沿着墙角很慌张地一步一步挪进咨询室，几乎全程回避目光交流，声音很低很尖细。只有在说到对现状的不满、希望改变时，音量会有所提高。

（2）具体治疗过程

共进行20次，每周一次，每次50分钟。对患者采用了综合干预的治疗方案，结合心理教育、行为训练、谈话治疗及沙盘心理技术。选取其中一次沙盘图片和讨论片段为例。

一次语言交流环节：小月说："这条河的两岸，这边是丛林，另外一边是很热闹的都市，这里有一只从森林里走出来的小鹿，它站在那里，远远地望着河对面繁华的世界。"治疗师邀请小月把自己当成那只小鹿，体会一下内心感受。小月说："它有点紧张，也有点害怕。"治疗师点头，用语言表达共情，接着邀请小月感受一下那种紧张和害怕。"小鹿现在感觉怎么样？"小月抿着嘴体会了很久："它很孤单，它想要好朋友。"治疗师说："有了好朋友小鹿会怎么样呢？"小月说："它会开心，会想出来玩。"治疗师邀请小月："那我们和小鹿一起试试，交朋友好吗？"小月笑着点点头（图3-7）。

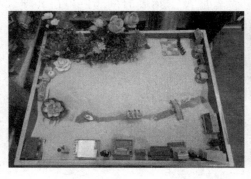
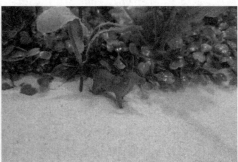

图3-7 某一次沙盘作品

3.治疗结果

小月仍在原单位工作，情绪比较放松、平稳，同时利用休息时间学习绘画和软件课程，打算未来转行做平面设计工作；和妈妈关系缓和，妈妈增加了对小月的理解和支持；主动和以前初中的好朋友增加了联系，两个人会经常一起结伴外出，在外就餐时能够和服务员进行简单交流。

焦虑抑郁自评量表得分：治疗前SDS得分为60分，SAS得分为73分；治疗后SDS得分为46分，SAS得分为53分。

4.反思和总结

在DSM-V的描述中，焦虑障碍的共同特征是过度害怕和焦虑，以及有相关行为紊乱。害怕是对真实或假想的、即将到来的威胁的情绪反应，而焦虑是对未来威胁的期待。害怕经常与"战斗或逃跑"的自主神经的警醒、立即的危险、逃跑的行为有关；而焦虑则更经常与为未来危险做准备的肌肉紧张和警觉、谨慎或回避行为有关。有时害怕或焦虑的水平通过广泛的回避行为来降低。根据发育年龄和典型起病年龄的顺序，焦虑障碍排序如下：分离焦虑障碍、选择性缄默症、特定恐惧症、社交焦虑障碍（社交恐惧症）、惊恐障碍、广场恐惧症、广泛性焦虑障碍、物质或药物所致的焦虑障碍、由于其他躯体疾病所致的焦虑障碍。

通常情况下，和社交焦虑障碍的患者建立关系会有一定程度的困难。在本案例中，患者常常低头缄默不语。治疗师需要比较积极主动地询问和干预。有时为了缓解患者的紧张，治疗师会做一定程度的自我暴露，例如对患者说："是的，我有时也会有这种紧张的感觉。"这时，患者仿佛释然了一些，音量也会随之提高一点。针对患者的紧张和焦虑，除了放松训练以外，治疗师也尝试结合沙盘心理技术里的触沙操作，跟随患者的节奏，同步拨动沙子。有一次在触摸沙子的过程中，患者开始诉说起她喜爱的宠物、她想做的事，声音也越来越响亮，面色有些红润，腰板也直了起来。在起身离开时，她摆放了一个灰姑娘的沙具放在沙盘中间。这时，对于医患双方而言，沙盘的内容已经不重要了，更重要的是在交流的过程中，治疗师见证了这个姑娘从犹豫、不安到慢慢舒展的过程，正如她放在沙盘正中的灰姑娘。而沙盘心理技术不论以个体还是以团体的形式，都如同见证花开的过程：耐心守护，静候花开。

第四章
沙盘心理技术在危机干预中的应用

　　危机既意味着危险，又意味着机会，这是在所有文化中常见的人类困境。在临床工作实践中，几乎所有的心理咨询和治疗都是从危机干预开始的，人们常常在问题已经达到危机的程度，或者自己深陷于困境之中无法应对的时候，才开始向专业人士寻求帮助。因此，危机干预在临床心理工作者的实践中随时可以应用到。好的危机干预就像任何好的治疗方法一样，既是一种严肃的专业活动，又需要有创新，还需要有适应变化的心理治疗能力。从这个意义上说，危机干预更是一种艺术，有时无法用确切的语言和定义去表述。我们在此借助于沙盘心理技术，结合危机干预的理论和方法，进行了一系列创新和发展，并经过反复临床实践尝试，发展了用团体沙盘心理技术进行群体危机事件的干预实践，取得了良好的效果。

一、危机干预理论

（一）危机干预理论的发展

　　1942年的波士顿椰树林夜总会大火是危机干预发展的标志性事件，在这次危机事件中共有492人在大火中丧生。林德曼医生（Lindemann，1942）在对101名幸存者及其家属进行相关心理测评和治疗的过程中发现，这些幸存者都表现出相似的情绪反应，人们对这样的灾难性事件会出现悲伤痛苦的反应，这些反应虽然并不是精神病态，但如果不能及时地进行合适的引导和处理，将来很容易发展成严重的精神心理问题，因此他们需要心理援助和支持。林德曼的研究第一次提出了面对灾难性事件的正常悲伤反应的概念。而后美国心理学家卡普兰（Caplan，1961）也参与了对椰树林火灾事件幸存者的干预和研究，对危机的定义和相关理论的建立提出了许多全新的尝试。这些研究和实践尝试成为20世纪60年代产生发展的危机干预学的基础理论框架。他在林德曼的研究基础上发展，并建立了危机干预模型。

作为一门新兴的学科，危机干预已经发展出了自己的基本理论、专业研究和著作。因为这个领域还处于发展不完善中，所以关于危机的定义仍然有不确定的、不完整的地方，如关于个人危机的定义。

① 危机是指重要的人生目标受到阻碍时的状态。阻碍是指在短时间内无法用常规手段解决的困难。在多次解决困难却失败的时间段内，会造成持续的混乱和崩溃（Caplan，1961）。

② 危机可以由灾难性事件或者一系列生活压力的快速累积引发，导致来访者的自我平衡被打破，变得脆弱。如果来访者不能解决或避免这个事件，或者改变对这个事件的观念，其自我恢复能力就无法发挥作用，进而陷入心理失衡之中（Golan，1978）。

③ 危机是指个人应对能力的短暂缺失，希望落空，愤怒、焦虑、内疚、悲伤等情绪浮现。之前的问题和失败被回忆起来，事件的严重性、持续时间和突发性也会影响危机反应的严重程度（Poland & McCormick，1999）。

④ 危机是一种心理失衡的短暂失调，或是一种包括焦虑和抑郁等状况的情绪不稳定，通常是由来访者无法应对的意外事件引起的（Kleespies，2009，P15）。

⑤ 临床背景下的危机是指一种突发的情绪紊乱，通常是由超出来访者应对能力的环境、发展或者社会文化方面的问题引发的，导致来访者暂时失去正常解决问题的能力（Hoff，Hallisey，Hoffman，2009）。

危机这个词对不同的人有不同的含义，可以用于描述各种事件、环境、状况和改变，以及来访者对它的不良反应。因此在个体层面，危机是一种对事件或情境的认知或体验，就是认为所面临的困难事件或情境超过了现有资源和应对机制，除非来访者获得缓解，否则危机有可能会引起严重的情绪、行为和认知功能障碍，甚至导致来访者或他人出现伤害或致命的行为。

系统危机可以多种形式出现，可能是造成数百万人口失业的世界范围内的经济危机，也可能是局部问题造成小企业的破产；可能是自然灾害，如地震、泥石流、洪水、海啸等，或是造成数百万人感染的传染病等；可能是人为造成的导致无数人死亡和无家可归的战争、局部施工失误造成的建筑倒塌；可能是心理危机，如校园欺凌造成的恐惧、恐怖袭击引发的恐慌。这里的"系统"涵盖了家庭、邻里、社区、城市、大的受灾区域，乃至国家、全球，因此危机干预在大规模灾难环境下变得越来越重要。系统危机是一次负性事件或结果，具有以下特征：突然出现，社会功能被破坏，对人身和财产安全、危机事件社区居民的幸福和名誉构成威胁（Zdziarski，Dunkel，Rollo，2007）。灾难发生后，处在危急中的社区（人群）会经历以下阶段：冲击期、救援期、蜜月期、幻灭期、重建或恢复期。了解和明确这些阶段的特征和时间线，才能更好地进行危机干预，产生积极的恢复效果。因此我们可以概括地说，当人群、机构、社区、生态、环境经历了严重的创伤事件，而反应系统无法从生理和心理两个方面有效地控制和解决问题时，就会形成系统危机。这个系统可以是一个小的家庭，也可以是一个科室、医院，再大到城市、国家。但其中最关键的是该系统失去了平衡，不能有效地运转，以前的应对处理机制不再起作用。如若不能得到及时的、合理有效的救援和帮助，整个系统就会受到不可逆转的毁坏。

危机的特征：危机不是简单的，它是复杂的和难以解决的，并且是不遵守因果关系规律的（Brammer，1985）。在一定环境中，危机的普遍性表现为处于危机中的每个人都会崩溃，而危机的特殊性则表现为即使处于同样的环境，一部分人能够成功地应对，另外一部分人则不能应对，会出现失衡、丧失能力和个体应对机制失灵，可能出现创伤后应激障碍。危机是一种危险，因为它可以使个体或群体处于异常状态和功能失衡；同时危机也是一种机遇，因为由此产生的痛苦和苦难会迫使人们去寻求帮助，使个体或群体有机会自我成长和自我探索，从经历中获得力量去改变和成长，去重构人生的意义和目标。

（二）危机理论和危机干预

目前，危机理论没有哪一种单纯的模式或理论流派能够涵盖关于人类危机的所有观点或者各种危机干预模式。1984年，亚诺西克（Janosik）将危机理论概括为基本危机理论、扩展危机理论和应用危机理论。

基本危机理论认为危机是情境性和发展性事件，而不是病态的，并将危机干预扩展到解决诱发心理创伤的情绪、认知和行为问题。该理论将焦点主要集中在帮助危机中的人认识和矫正因创伤事件引发的暂时性情绪、认知、行为的偏离和扭曲。

扩展危机理论指出，随着危机理论和危机干预实践的发展，人们意识到将诱发因素作为主要的或唯一的因素是不完整的和片面的，在社会、心理、环境、境遇以及发展等多种因素联合影响作用下，任何人都可能出现暂时性的病理症状。因此扩展危机理论不仅包括精神分析理论，也整合了一般系统理论、适应理论、人际关系理论、生态系统理论、混沌理论和发展理论中有用的部分，补充和完善了基本危机干预理论。

应用危机理论主要包括发展性危机、情境性危机、存在性危机、生态危机。发展性危机是指在正常成长和发展过程中急剧的变化或转变导致的异常反应，例如婴儿出生、离家读大学、结婚、成为父母、退休甚至衰老等都可能导致危机。情境性危机是指当出现罕见或超常态的事件且个人无法预测和控制时出现的危机，如恐怖袭击、交通意外事故、绑架、强奸、突然的疾病和死亡都可能导致情境性危机。存在性危机是伴随着重要的人生问题，如关于人生的意义、目的、责任、独立性、自由及承诺等出现的自我内部冲突，从而人被内部冲突引起的焦虑、懊悔、丧失感、空虚感等压倒，出现危机状态。生态危机则是某些自然或人为灾难，如海啸、地震、洪水、暴风雪、干旱、火灾等自然灾害，也可能是生物衍生而来的灾难，如传染性疾病流行、大量石油泄漏，也可能是政治性灾难，如战争中的难民危机及种族屠杀、严重的经济衰退等。因为是居住在受到这些事件影响的环境和社会情境中而出现危机，所以受害人认为自己并没有过错。

（三）莉诺·泰若创伤类型学

为了了解人们对创伤的反应范围，莉诺·泰若（Lenore Terr，1999）提出了一种类型学来解释某些创伤性事件的本质，包括自然灾害和人为悲剧。她称这些创伤为Ⅰ型创伤和Ⅱ型创伤。

1. Ⅰ型创伤

Ⅰ型创伤指的是一个单独的具有灾难性比例的恐怖事件。这类事件包括：飓风、地震、洪水和火灾等自然灾害；强奸、袭击、抢劫、枪击、校园枪击、自杀式爆炸袭击、劫车等暴力行为；在战斗中目睹伤亡、杀人、处理身体部位和执行危险巡逻任务；事故和重大疾病诊断；与难民或移民身份相关的家庭、朋友、财产、社区、文化传统或主要语言的丧失。

Ⅰ型创伤主要包括以下几个特点：① 形成创伤的时间是短暂的，或者是一次性的。② 可以发生在儿童和成人不同的阶段。③ 形成创伤后持续时间不长，一般在三个月以内。④ 有的自然愈合，有的经过治疗改善，有的可以转化成Ⅱ型创伤。

2. Ⅱ型创伤

与Ⅰ型创伤的独特性相反，Ⅱ型创伤指的是儿童在成长过程中经历的慢性重复虐待。更具体地说，那些反复遭受身体、情感或性虐待的儿童会遭受Ⅱ型创伤。同样，受亲密伴侣暴力的成年受害者会遭受Ⅱ型创伤性虐待。因此，反复虐待的持续性和长期性将Ⅱ型创伤与其他类型的创伤事件区分开来。

Ⅱ型创伤主要与反复发生、长期存在的事件有关，例如童年被虐待或忽视、家庭暴力、种族战争等。Ⅱ型创伤主要包括以下几个特点：① 心理创伤形成时间长久，对个体身心影响广泛。② 可以发生在儿童和成人不同的阶段。③ 一般不会自然愈合。④ 症状表现复杂多样。⑤ 可以由Ⅰ型创伤演变而来。

Ⅱ型创伤包括慢性创伤后应激障碍（CPTSD）、适应障碍、躯体化障碍、严重的应激障碍未定型（DESNOS）等。

3. Ⅲ型创伤

理论学家还描述了Ⅲ型创伤，它与暴力酷刑的影响有关。近年来，另一种形式的创伤经历被提出，称为文化创伤或种族创伤。它涉及了较多的社会心理学和文化人类学的内容，也涉及较多的社会问题。

（四）危机干预主要的工作对象

在实际工作中危机干预的工作对象主要包括亲历事件的幸存者、事件遇难者或幸存者的家属、事件的现场目击者、事件的其他相关人员。如果从专业的角度去看，一般按照这四类人员与事件的接触程度和出现精神心理问题的情况分为四级，一级最重，四级最轻。以重大疫情为例，理论上住院的患者、一线医护人员、一线工作人员都属于一级干预对象，居家隔离、疑似病例为二级干预对象，而疫情地区受防控影响的居民、普通民众则根据实际情况为三、四级干预对象。

危机干预的方式有很多，针对不同的人群有相应的措施。对于一级、二级人群，主要是根据实际情况，出现明显、典型精神问题的可以由精神科医师进行干预，对于伴有明显心理症状的可由专业的心理治疗师或咨询师对其进行心理急救或其他针对创伤的心理治疗。一般来讲，会通过团体性的紧急事件应激晤谈（CISD）来进行干预和筛选出需要特别关注的援助对象。然后根据实际情况，重点处理这些问题比较严重的干预对象。

对于三、四级人群，采取的则是社区工作、国家政策、学校班级、心理援助热线、健康讲座、团体和个体干预等方式。以重大疫情为例，国家通过电视、广播、互联网、手机短信等方式，宣传播放与疫情相关的信息、知识，让民众了解疫情；社区帮助居民做好隔离防护，保证生活物资的供应；学校开展网络教学和病毒的科普工作，以确保孩子们的日常习惯保持和自身防护；心理援助热线可以帮助出现心理问题但又不能前往医院的人；健康讲座通过网络、电视增强人们对疾病的预防和对自身的控制等。通过危机干预使受到灾难影响的人们减少恐慌、远离孤单、增加安全感、增加控制感、强化社会支持、增加社会连接感，尽快恢复正常生活，并着眼于未来发展。

二、常见危机干预模式简介

危机干预是一个不断被学习、实践、发展的技术形式。按照目前的理解，危机干预是通过调动处于危机之中的个体自身潜能来重新建立或恢复危机爆发前的心理平衡状态的技术形式。其目的在于帮助受害者恢复，甚至提升他们对于危害的承受能力，尽可能地降低因危害所对自身造成的创伤。

危机干预主要有五个基本模式。Leitner（1974）和Belkin（1984）提出了认知模式、平衡模式和社会心理转变模式三种危机干预模式，这三种危机干预模式为不同的危机干预策略和方法提供了基础理论。Collins（2005）提出的发展生态学模式和Myers & Moore（2005）环境生态学模式主要是针对生态学因素提出的，对危机干预理论和实践的发展有一定的贡献。此外还有两种基于实践背景的模式是：心理急救模式（Rephael，1997；US Department of Veterans Affairs，2001），适用于突发灾难后和恐怖袭击后；以及Robert（2005）的ACT模式，此模式广泛适用于以创伤为基础的危机干预。

认知模式认为，对生活中困境和创伤的错误想法是产生危机的根源。平衡模式可能是五个模型中最广为人知的，它将平衡定义为稳定的、自控的、能够动员心理资源的情绪状态。而失衡意味着不稳定的、失去控制的、不能动员心理资源的情绪状态。心理社会转变模式则认为，人是先天遗传和后天环境学习的产物，危机是由各种心理、社会或环境因素造成的。而发展生态学模式认为，发展阶段与处于生态系统内的个人发展有关。将关注的重点放在危机发生的层次、人际关系和时间的危机干预模式成为情境生态学模式。心理急救干预和ACT模式都是基于处理灾难和创伤实践领域的实践模型而形成的危机干预模式。

心理急救干预的核心措施包括：① 接触与参与；② 安全与抚慰；③ 稳定（若需要）；④ 收集信息（当前的需要和担心）；⑤ 提供实际的帮助；⑥ 衔接社会支持系统；⑦ 提供应对信息；⑧ 与协作服务联系。心理急救干预为危机干预提供了一个基本框架，它是一种应急措施和权宜之计，而不是用来解决问题和治愈心理障碍的，只是提供了一个非侵入性的身体和心理支持。

ACT模式：ACT是评估（assessment）、衔接（connecting）和创伤反应（traumatic reactions）三个英文单词的首字母。评估主要包括对精神科急症、其他医疗需求和对创伤的评估；衔接是指把求助者和社会支持系统连接。ACT模式通常有七个主要的阶段：危机评估，建立和谐的关系，确定主要问题，处理情感，提出并探索解决问题的各种方法，制订计划和提供后续服务。该模式适用于处理初始的创伤事件。

三、CISD危机干预技术

（一）CISD概述

CISD即紧急事件（危机事件）应激晤谈法，英文全称为Critical Incident Stress Debriefing。它是一种通过交谈来减轻压力的系统方法，属于简易的支持性团体治疗。CISD是一种心理服务的方式，它不是正式的心理治疗，面对的大部分是正常人。实践表明，CISD是一种非常有效的心理干预方式。对于灾害幸存者、灾害救援人员、急性应激障碍的人，可以按不同的人群分组进行CISD。原则上，严重事件中涉及的所有人员都应该参加CISD（多主动干预，但不强迫参加）。严重事件是任何使人体验异常强烈情绪反应的情境，可潜在影响人的正常心理功能。严重事件造成应激是因为事故处理者的应对能力因该事件而受损。

（二）CISD的设置及工作流程

1. 目标

公开讨论内心感受，支持和安慰，进行资源动员，帮助当事人在心理上（认知上和感情上）消化创伤体验。可以实施小组干预，小组以7～8人为宜，不宜超过10人。

2. 时限

灾难发生后24～48小时是理想的干预时间，6周后效果减弱，在事件发生后24小时内不主张进行CISD。正规CISD通常由合格的精神卫生专业人员指导，在事件发生后24～48小时实施。

3. 带领者

必须对小组治疗有广泛了解，必须对应激反应综合征有广泛了解。事件中涉及的所有人员都应该参加CISD。根据人数确定危机干预带领者，至少两人。如果需要接受危机干预的人数特别多，而带领的专业人员太少，可能无法达到开展工作的理想状态。比如有7～8人需要接受危机干预的时候，两个人带领即可；但如果是三五十人需要接受危机干预，则需要有3～4个带领者。因为在干预过程中，由于事件会有一定的冲击性，可能有人在交流过程中承受不了，或是身体有一些反应，要离开会场，就需要助理带领者将其带离现场，或者追随出去继续进行一对一的服务，以确保其稳定和安全。

（三）CISD的操作过程

共有六个阶段（类似于危机干预的六个步骤）。

第一阶段是导入期（Introductory Phase）。由带领者进行自我介绍和事件发展情况、工作流程的说明；介绍CISD的规则，仔细解释保密问题，提出对成员的期待等。

第二阶段是事实期（Fact Phase）。请参加者描述严重事件发生过程中他们自己及事件本身的一些实际情况；询问参加者在这些严重事件发生过程中身处何处及其所闻、所见、所嗅、所为；要求每位参加者都必须发言，然后参加者会感到整个事件由此而真相大白（在一开始设置轮流发言的过程，也就是澄清事件的过程，必要时带领者要给予正常化反应）。

第三阶段是感受期（Feeling Phase）。询问和讨论有关感受的问题：事件发生时您有何感受？您目前有何感受？以前您有过类似感受吗？能表达出感受，负性情绪就会出来，不再留在身体里伤害当事人。这一阶段带领者不但要注意进行正常化反应，还需要更加深入，通过让参加者自我觉察，帮助他了解自己的感受，并针对感受开展工作。

第四阶段是症状期（Symptom Phase）。这个阶段主要请参加者描述自己的应激反应综合征症状，如失眠、食欲不振、脑海不停地闪出事件的影子、注意力不集中、记忆力下降、决策和解决问题的能力减退、易发脾气、易受惊吓等；询问严重事件过程中参加者有何不寻常的体验，目前有何不寻常体验，事件发生后生活有何改变，请参加者讨论其体验对家庭、工作和生活造成什么影响和改变。

第五阶段是辅导期（Teaching Phase）。介绍面对危机事件的正常的反应；提供准确的信息，讲解事件、应激反应模式、应激反应的常态化；强调人的适应能力和复原能力；讨论积极的适应与应对方式；提供有关进一步服务的信息；给出减轻应激的策略；帮助危机事件中的人自我识别症状。

第六阶段是再入期（Re-entry Phase）。这个时期我们要总结晤谈过程，主要包括：澄清问题；总结晤谈过程；回答问题；提供保证；讨论行动计划；重申共同反应；强调小组成员的相互支持；提供一些可利用的资源；主持人总结。带领者在总结后，还要回答参与人员的问题，提供后续服务的保证。

整个过程需2～3小时。严重事件发生后数周或数月内进行随访。

（四）CISD集体晤谈注意事项

对那些处于抑郁状态的人或以消极方式看待晤谈的人，可能会给其他参加者添加负面影响；鉴于晤谈与特定的文化性建议相一致，有时文化仪式可以替代晤谈；对于急性悲伤的人，如家中有亲人去世，并不适宜参加集体晤谈。因为时机不好，晤谈可能会干扰其认知过程，引发精神错乱；如果参与晤谈，受到高度创伤者可能为同一会谈中的其他人带来更具灾难性的创伤。

危机是包罗万象的、连续的和动态进展的，因此评估求助者的危机状况，对于选择危机干预的工作模式十分重要。我们可以通过求助者的应对能力、所遭遇的个人威胁以及是否失去能动性，来评估求助者过去和现在的危机状况，据此判断危机干预工作所要采取的工作方式。

危机干预工作中，主要有两大主线。第一是倾听，以同情、真诚、尊重、关心的态度进行倾听、观察、理解和作出反应（定义问题、保证求助者安全、提供支持）；第二是行动，根据求助者的需要和可以利用的环境支持，采取非指导性、合作性或指导性的干预方式（制订可变通应对方式、制订计划、获得承诺）。

四、团体沙盘心理危机干预技术

团体沙盘心理危机干预技术以团体沙盘心理技术为载体，融合CISD技术，针对由突发事件造成心理创伤和应激反应的团体成员进行危机干预和心理辅导。发生严重事件后，幸存的当事人及其亲属和相关人员在相当长的时间内会出现应激反应，出现不同的表现和症状，产生恐慌和适应问题。心理创伤无法表达，症状无法呈现，并潜伏或压抑在潜意识中，导致心理疾病，成为新的社会不安定因素。

团体沙盘心理技术的特点是在危机干预中借助沙、沙具等物质来释放内在的恐惧与压力，并关注来访者感受，扩大来访者的意识容器，使其获得敏锐而丰富的感知，提高他们感受自己和他人深层心理活动、无意识心理活动的能力。通过意识与无意识的沟通，实现创伤的治愈与心灵的成长。我们在危机干预中特别强调沙盘心理技术的治愈功能，在沙盘活动的体验中感受多层次的意识和无意识沟通，借助结构式团体觉察自己、理解他人，帮助每个人发现自己内在的积极心理品质，从而去应对困境，表达无意识，对创伤进行处理和疗愈。

（一）团体沙盘危机干预模式的基本设置和要求

时间：半天到一天。

参与人员：与危机事件相关的人员，每次20～30人，每组4～6人。

环境设置：采光、通风条件要好，整体氛围要宁静，给来访者安定舒适的感觉；来访者位置应避免在门窗方向，尽量避免与突然来访的外人照面。

团体沙盘活动的带领者（沙盘师）：要求经过团体沙盘心理技术的培训，具有危机干预的相关经验，带领者要配备一个助手，最好每个小组要有一个沙盘师陪伴。

准备工作：沙盘师要做好本次危机事件相关资料的收集整理，了解参加危机干预的来访者的基本状况，做好现场异常情况的应对措施，如老年人的危机干预最好要有内科医生在现场，要具备基本急救条件。

（二）团体沙盘危机干预模式的具体实施步骤

团体沙盘心理技术危机干预模式的操作过程分六个阶段，但在实际工作中有些阶段常会交叉和融合，要根据现场情况做调整。

1.团体沙盘小组的建立与团体信任关系的形成阶段（时间在15分钟左右）

① 沙盘师进行自我介绍，介绍内容包括姓名、职业、单位等，简单叙述对事件的了解。同时可以告诉来访者危机干预对面对危机事件的人的积极作用，如可以告诉来访者"也许某些人可能觉得不需要来接受晤谈，觉得自己能应对，可能确实如此。但相互交流有助于更好地应对，还可能对别人有帮助。创伤事件是非常事件，常常把人击垮。既往的经验告诉我们危机心理急救干预能够帮助人们更快地复原，更好地应对困境，恢复基本的社会功能，正常地生

活、学习和工作"。

② 组建团队和进行破冰活动：在短暂的时间内，让团队成员重新组织一个新的集体，建立信任与安全感。破冰活动要根据事件的性质、参加者的年龄结构和文化程度等来选择，一般选择简单易行的身体活动即可，如围成一圈大家互相拍拍背等。破冰活动不要过于热闹、激烈。

③ 分组和团建：分组以随机分组为宜。小组的团队建设包括每个小组选出组长、组名、队呼，展示给大家（尽量在原地，不要频繁地走动）。小组成员与事件当事人亲疏关系不同，体验感受有差异，这在分组中要特别关注。一家人或有亲属关系的尽量不分在一个小组，以避免亲人在场时不能充分表达情感。如有可能尽量保持同质性。

④ 团体契约与保护：沙盘师要特别强调隐私的保护问题，如果想录音、拍照等，需征求组内成员同意方可进行，所拍沙盘图片不可出现人像；要有集体宣誓（宣誓词：我宣誓我只带走自己的感受，留下别人的故事，宣誓人某某某）。同时沙盘师要强调：希望大家真诚地分享自己的感受，对小组其他成员的分享和观点应采取不分析、不解释、不评价、不判断的态度，强调小组成员之间的感受和陪伴，耐心倾听，默默地陪伴。

⑤ 基本要求：排除外在干扰，手机保持静音，是否关机根据实际情况而定，中途是否休息，何时暂停，如何避免因上厕所错过有价值的信息，沙盘师都要在这个阶段进行设置和解释清楚。

⑥ 在开始沙盘活动前，也可以教大家一些简单的放松方法，如呼吸放松法、蝴蝶拍等放松方法。

2.团体成员对危机事件的事实呈现与澄清阶段（时间在30分钟左右）

这一阶段主要让参与者尽可能地表达、呈现和还原危机事件，使参与者不再过度猜想和对事件疑惑。主要操作步骤如下。

① 与沙的接触：用5～10分钟时间（如果参与者情绪波动比较大，可适当延长），参与者在沙盘师的指导下进行。音乐选择冥想或舒缓放松的背景音乐（要注意调节音量）。

指导语：请大家调整一下坐姿，找一个舒适的位置坐好，双手放到沙盘里，以自己的方式和沙子接触，调整一下自己的呼吸，把注意力放在自己的呼吸上。一吸一呼，一吸一呼，一吸一呼……慢慢地闭上眼睛（如果有些参与者情绪不稳定，闭眼会引起创伤事件闪回，允许他们睁开眼睛）。现在回想一下事件的经过，你在哪里？看见了什么？听到了什么？闻到了什么？做了什么？无论出现什么，静静地感受即可，慢慢地，慢慢地，让这些画面逐渐清晰起来，把它定格，好，现在调整一下呼吸，在我数到1时睁开眼睛，5、4、3、2、1。

② 请大家先不要交流，到沙具架上选取3～5件沙具表达所经历的这个创伤事件，回到小组内以自己喜欢的方式摆放在沙盘中。然后由组长带领开始组内分享，小组内的陪伴沙盘师辅助这个过程进行，但不要过多干预。小组内可

以一种方式确定顺序，如"石头剪刀布""手心手背"确定交流顺序。

指导语：主要是引领参与者描述一些有关自己在此突发事件中所进行的活动的情况，询问参加者在处理突发事件的过程中身处何处，他们的所见、所闻及所为等。提醒每人都要分享，使整个事件重现眼前。要求每一位参与者都必须发言，只有大家充分述说，才能使参与者感到整个事件由此而真相大白。

③ 第一阶段的交流技巧：小组内陪伴的沙盘师邀请每个参与者做简短的自我介绍："你能用一两句话介绍一下自己吗？"然后接着问："你在事故现场看到了什么？听到了什么？闻到了什么？采取了什么行动？"当一个人谈完时，说"谢谢你讲的这些""谢谢你和我们一起分享这些信息""我知道谈这些东西让你很难过，但真的谢谢你"。让下一个人谈时，用如下问话："请问您能不能回忆一下……？""能不能麻烦您……？"经常提醒大家要谈的是事实。每个人时间控制在 2 ~ 5 分钟，使小组成员都有机会分享。

3.团体成员的感受分享和症状处理阶段（时间在30分钟左右）

沙盘师在这一阶段主要帮助参与者感受在经历危机事件后出现的一些反应和不适感，引导参与者思考与感受有关的问题，主要包括在身体上的反应、情绪感受和认知方面的一些变化。鼓励和支持参与者充分表达在经历或得知突发事件之后的感受。具体的操作步骤如下。

① 每人可再选取 1 ~ 2 个沙具，回到小组内，再次摆放在沙盘中（但不可以动以前的沙具），表达自己的感受，进行第二次组内分享。

指导语：接下来我们可以再次到沙具架上选择 1 ~ 2 件沙具，代表你在经历或得知突发事件之后的感受，包括身体上的、情绪方面的、大脑出现的想法等。如果准备好了就可以去沙具架选择沙具，回到小组内摆放在沙盘中，等小组成员都回到组内，就可以在组长的带领下进行分享。再次提醒大家，我们每个人在活动中要秉承不分析、不解释、不评价、不判断的工作态度，关注小组成员的感受，耐心倾听，默默陪伴和欣赏。

② 第二次小组内分享同样要求每个组员都要分享，分享的内容可以用一张幻灯片投影出来，让参与者更清楚分享内容，充分表达自己的感受和问题。

- 事件发生时你有何感受？
- 你现在有何感受？
- 在你过去的生活中，有过类似的感受吗？
- 在紧急事件中体验了什么不同寻常的事情？
- 自从紧急事件发生之后，你的生活发生改变了吗？
- 事件发生后你的家庭、工作或生活发生了什么变化？
- 你现在正体验什么不同寻常的事情？
- 描述自己应激反应综合征的表现。

③ 沙盘师和助手观察小组成员在沙盘中无意识的表达及其呈现的各种症状，观察其心理动力因素及其发展特点。

④ 小组讨论：每个人尽可能说出自己此时此地的感受，包括身体的、情绪的和意象的分享。

⑤ 时间控制：预留充分的时间，让参与者最大化地表达内在情感。

⑥ 注意：当事人可能出现的突发状况有情绪失控、身体的不适等，要做好预案和准备。

4.团体沙盘中的危机支持与治愈阶段（时间在30分钟左右）

通过小组分享和沙盘师对危机事件后应激反应和PTSD等相关知识的讲解，让参与者对应激反应出现的症状有一个正确的认知，从而改变不合理信念，调动每个人和团体的积极资源。

① 沙盘师介绍危机事件中的应激反应相关症状及相关知识，重点强调这是对突发危机事件的正常反应，介绍应对策略和方法。

② 每个组员选择1～2个沙具，表达自己关于此次事件的新感受和应对方式，在沙盘中自由摆放。

③ 沙盘师引导与分享：鼓励在小组内讨论出现的应激反应相关症状，改变不合理信念后，对沙盘中呈现的意象进行重新解读，调动小组每个人的积极正向资源（内在和外在）。

④ 组内分享：建议让每个人都在组内扮演一次解说员，把小组的分享和讨论讲解一次，达到最大效果的自我疗愈。

⑤ 组间分享：每个小组留一个组员作为小组故事的讲解者，进行组间分享。（组间分享要根据事件的性质和严重程度，以及参与者的状态选择是否进行。）

5.团体沙盘的再创作阶段（深层感受期）（时间在30分钟左右）

此阶段重点在于进行第二次沙盘创作，主旨为在当事人的无意识层面进行工作，理解当事人在事件中的情绪体验，挖掘当事人积极的内在资源和积极的心理品质，达到自我成长的目的。

① 沙盘主题：由组长带领小组讨论确定沙盘的主题（积极正向的主题，沙盘师在小组内做适当的引导）。

② 操作步骤：每个人把沙盘中自己的所有沙具取出，由组长开始依次排放，每次一个沙具，创造一个新的沙画作品。操作过程中可以动沙子。每个人可以增加或减少1～2个沙具，也可以更换1～2个沙具，但不能全部换掉。沙具摆放结束后，在组长的带领下每个人有一次调整自己沙具的机会，如果想动别人的沙具必须征得沙具主人的同意。

③ 组内分享：由组长带领进行小组内分享和讨论；每个人尝试用第一人称叙述整个小组分享的沙盘故事。

④ 组间分享：要根据事件的性质和严重程度，以及参与者的状态选择是否进行。组间分享就是每个小组选一个代表分享自己小组的沙盘故事。最后回到小组内再给自己的组员复述一次。

6.团体沙盘危机干预的总结和信息提供阶段（时间在 15 ~ 20 分钟）

这一阶段主要是拾遗收尾、回答问题和总结，沙盘师告诉参与者相关资源的信息，包括生活、安全方面的求助信息，以及心理问题求助的可用资源等。同时再一次重申危机事件中人们的反应是可接受和症状的正常化。

在这一阶段沙盘师主要职责是：按顺序问每个人还想谈什么，回答问题并安抚；总结每个人的积极正向资源（内在和外在）；提供进一步的资源信息；建议当事人制订一些切实可行的下一步计划；提醒大家遵守保密原则和宣誓。

操作与讨论：感恩主题沙盘（50 分钟）

感恩（樊富珉，2015）是人类一种重要的积极人格特质，人类重要的、高级的、复杂的情感，人类积极的人生态度和生活哲学，人类倡导的一种珍贵的美德。这里介绍关于感恩等主题在沙盘情境中的操作流程。感恩内容很多，包括感恩父母、师长、朋友、大自然，感恩生命等；感恩主题的团体沙盘操作也适合其他优秀品质。

① 沙盘师首先用感恩的故事导入（歌曲配合《感恩的心》），拿一两个沙具讲一个有关感恩的故事（最好是自己亲身经历的故事）。

②《感恩的心》歌曲响起，大家一起哼唱（可以手拉手），让参与者沉浸自己的感人事件中，逐渐让这些画面清晰、放大、定格。

③ 歌曲结束后，每个参与者去拿与感恩有关的不限数量的沙具，回来自由摆放，之后由轮值组长开始讲自己的感恩故事。

④ 全部讲完后，从轮值组长开始用第一人称把小组所有的感恩故事作为自己的感恩故事来讲。

⑤ 进行组内分享及大组分享，在组内分享这个过程中的感受。

五、沙盘心理技术在个人危机干预中的应用

每个人在人生的不同阶段都可能遇到一些生活事件，如休学或辍学、生病、失业、离职、婚姻情感问题、家人生病或意外、财务困难以及职场性骚扰等。对于大多数人而言，心理危机反应不管是在程度上，还是在深度上，都不会对个体造成长期、持续、永久性的影响。但如果个体心理危机过强，在短时间内没有得到有效的缓解，会导致他们免疫力下降，甚至做出一些非理性的行为，这样的行为方式会危害自身的健康发展，增加其患心理疾病的可能性，严重时甚至会造成精神损伤。对社会而言，这样的行为方式会引起一定的混乱，妨碍人们的正常生活。

心理危机干预是一种较为常见的心理治疗方式，它主要是关怀和帮助一些处于困境的人，使他们直面困难，更好地生活。心理危机干预能帮助一些饱受心理危机困惑的人积极转变心理状态，正确理解生活中遇到的一系列挫折和困

难，有效解决他们的心理障碍。沙盘心理技术在对个体发生较严重的危机事件进行心理干预的过程中，不仅帮助来访者面对危机，更有助于来访者在处理自己危机的同时实现个人成长。

个体的心理危机干预为来访者提供一个安全、自由和受保护的空间，陪伴来访者一起应对危机。个体心理危机干预在实施中要根据来访者的状况、危机事件的性质、当事人的社会支持系统及来访者的人格发展做出适当调整，以保证来访者的安全，主要包括以下几个阶段。

1. 与来访者建立信任关系

在开始危机干预之前要充分取得来访者的信任，可以进行自我介绍和简单的初始访谈，与来访者签署保密协议，保证环境的安全与安静。

2. 来访者对危机事件的事实呈现与澄清阶段

这一阶段主要让来访者尽可能地表达、呈现和还原危机事件，让来访者自由选取沙具呈现事件（沙具数量不限）。

指导语：主要是引领来访者描述一些有关自己在此突发事件中进行的活动的情况，询问来访者在处理突发事件的过程中身处何处，他们所听、所见、所闻及所为，等等，使来访者感到整个事件的可控性。这一阶段进行交流时可以说："你能用一两句话介绍一下自己吗？"然后接着问："你在事故现场看到了什么？听到了什么？闻到了什么？采取了什么行动？"

3. 来访者的感受分享和症状处理阶段

主要帮助来访者感受在经历危机事件后出现的一些反应和不适感，引导来访者思考与感受有关的问题，主要包括在身体上的反应、情绪感受和认知方面的一些变化。鼓励和支持来访者充分表达在经历或得知突发事件之后的感受。具体的操作步骤：可再选取 1 ~ 2 个沙具，再次摆放在沙盘中（但不可以动以前的沙具），表达自己的感受。这一阶段始终秉承不分析、不解释、不评价、不判断的工作态度，关注来访者感受，耐心倾听，默默陪伴和欣赏。

4. 沙盘中的危机支持与治愈阶段

沙盘师根据来访者在之前沙盘活动中呈现的症状和应激反应，适当讲解危机事件后应激反应和PTSD等相关知识，让来访者对应激反应出现的症状有一个正确的认知，从而改变不合理信念。重点强调这是对危机事件的正常反应，对沙盘中呈现的意象进行重新解读，调动个人的积极正向资源（内在和外在），达到最大效果的自我疗愈。

5. 个体沙盘的再创作阶段（深层感受期）

此阶段重点在于进行第二次沙盘作品创作，主旨为在来访者的无意识层面进行工作，理解当事人在事件中的情绪体验，挖掘当事人积极的内在资源和积极的心理品质，达到自我成长的目的。

操作步骤：来访者把沙盘中自己的所有沙具取出，重新摆放创造一个新的沙画作品。操作过程中可以动沙子，可以增加或减少沙具，也可以更换1～2个沙具，但不能全部换掉。沙盘摆放结束后，鼓励来访者分享自己的沙盘故事。

6.沙盘危机事件干预的总结与信息提供

这一阶段主要是回答来访者的问题，告诉来访者相关的信息，包括生活、安全方面的求助信息，以及心理问题求助的可用资源等。同时再一次重申危机事件中人们的反应是可接受和症状的正常化。引导来访者发现和固化自己的积极正向资源。建议当事人制订一些切实可行的下一步计划。如安排时间让自己忙碌起来，不要觉得自己是异常的；少用精神依赖物质；寻求他人的帮助；尽量保持正常的生活方式；帮助其他同事；允许自己有时感觉不佳；尽量寻找能使自己快乐和愉悦的事情，如看电影、旅游、运动、出去吃饭等；在此期间尽量不要有大的生活变动，如搬家、换工作等。

六、危机干预案例分享

（一）团体沙盘心理危机干预技术在儿童创伤事件后的应用

某市发生一起凶杀案，一个三年级学生被邻居杀害，在同学中引起很大的震动，许多同学出现不敢睡觉、不敢出门、紧张、担心、害怕的情况。为此我们对被害学生的同班同学和学校老师用团体沙盘心理技术进行危机干预。

主题：通过沙盘游戏的体验活动，发现当事人内在的积极心理品质和内在资源，帮助他们尝试积极的应对方式，去处理生活中遇到的压力、情绪和生活实践，更快地恢复正常的学习和生活。

参加人员：被害学生的同班同学。

活动时间：2小时。

分组：5个同学一组，共6组。

活动带领者及助手：团体沙盘带领者是具有丰富儿童青少年心理咨询与治疗经验、经过心理危机干预培训和沙盘心理技术助力培训的心理医生，每组配备一个经过沙盘心理技术和基本危机干预培训的沙盘师。

干预的工作流程如下。

（1）热身活动

简单而轻松的活动，如围成一个圆圈拍拍背和抱抱，互相给对方温暖的拥抱。

（2）团建

每个小组选一个组长，给自己的小组命名，随后每个小组组长站起来介绍自己的小组组长、组员和组名。

（3）沙盘师

讲解团体沙盘游戏的基本规则和保密问题，同时带领大家宣誓，宣誓词为：我宣誓，我只带走自己的感受，留下别人的故事。

（4）创伤事件的呈现

① 沙盘师引导来访者和沙子进行接触，背景音乐选择《内心的呼唤》。摸沙指导语参考本书第67页。

② 摸沙完成后，引导同学们不要进行语言交流，每个人到沙具架选择2～3件沙具，把这个事件呈现在沙盘中。

③ 进行组内第一次分享，要求小组每个同学都分享自己在这次事件中的所见、所闻，组长带领大家依次进行。本轮分享主要是澄清事实。

④ 进行组内第二次分享，每个同学可以再选择1～2件沙具，回到小组内，再次分享自己在经历或得知突发事件之后的感受。引导同学们思考与感受有关的问题，每个人尽可能说出自己此时此地的感受，包括身体的、情绪的和意象的分享。同样要求每个同学都要分享，引导同学主要分享的内容：

● 事件发生时你有何感受？

● 你现在有何感受？

● 在紧急事件中体验了什么不同寻常的事情？

● 自从这个事件发生之后，你的学习、生活和家庭发生改变了吗？如果发生了改变，那么是什么样的变化？

● 你在这个事件中有什么新的想法，得到了什么启示？

在这个阶段，沙盘师和助手观察小组内同学在沙盘中无意识的表达及其呈现的各种症状，观察其心理动力因素及发展特点。

（5）进行第二次沙盘创作

① 沙盘主题：由组长带领小组讨论确定沙盘的主题（积极正向的主题，沙盘师在小组内做适当的引导）。

② 操作步骤：每个人把沙盘中自己的所有沙具取出，由组长开始依次排放，每次一个沙具，创造一个新的沙画作品。操作过程中可以动沙子。每个人可以增加或减少1～2个沙具，也可以更换1～2个沙具，但不能全部换掉。沙盘摆放结束后，在组长的带领下每个人有一次调整自己沙具的机会，如果想动别人的沙具必须征得沙具主人的同意。然后由组长带领进行小组内分享和讨论，每个人尝试用第一人称叙述整个小组分享的沙盘故事。最后，每个小组选一个代表，把小组最后的沙盘故事分享给所有参与的同学。

（6）沙盘师总结

总结提炼同学在分享中关于危机事件发生后出现的身体不适（心慌、食欲不好、恶心等）、情绪上的变化（害怕、紧张）、行为上的问题（失眠、做噩梦、不敢一个人外出、黏着爸爸妈妈等），告诉大家这些反应都是可以理解的，是在事件发生后会有的常见表现（症状正常化），经过一段时间的调整就会消失。如果持续存在，并且影响自己的学习和生活，就要及时告诉老师和家长，去寻求心理医生的帮助。

（7）结束与告别

小组在组长的带领下，站起来手握手，每个人对离去的同学说1～2句告别的话，对自己和小组成员说1～2句祝福的话，然后宣誓结束活动。

后记：刚到学校时，老师和校领导会有些担心把事实告诉同学们会不会引起同学们的恐慌，但事实上同学们早已从各个渠道听到多种多样的信息，比较混乱和恐慌。沙盘的事实澄清阶段让同学们不再猜疑，反而使同学们放松下来。同学们在沙盘上的呈现最初为混乱、掩埋、死亡等的象征，最后沙盘的再创造阶段出现了多种积极的应对策略，同学们看到了自己内心积极的资源和力量，现场的老师们都感到惊讶和赞赏。直至结束时含泪与同学说出告别的话语，非常感人。同学们离开活动现场时，轻松与老师们再见告别。

（二）对术前患者（眼科青光眼患者）的心理干预案例

我们与眼科医生合作，对四位青光眼患者及在其住院期间陪护他们的家属在术前进行心理干预，采用团体沙盘CISD技术，缓解患者和家属术前紧张焦虑情绪，同时增加患者与家属的相互理解和支持。

在这次心理危机干预中，我们让患者与家属同在一个小组（可以照顾患者避免视力问题受伤），共分为2个小组，每组4个成员，本次心理干预由一名心理治疗师（有团体沙盘工作经验）和一名眼科医生共同完成。

在完成简单的相互介绍和互相握手后，随机分为两组，用"石头剪刀布"确定第一个分享者，带领大家为小组命名，带领大家宣誓。由于是术前患者，不适宜长时间参与互动，所以把沙盘的六个阶段进行简化和合并，整个活动在45分钟时间内完成，具体的操作过程如下。

（1）事件的呈现和澄清阶段

在常规模式指导语中加入当得知疾病和需要手术时的感受（身体、情绪、大脑中的画面），然后每个人选择2～3件沙具进行沙盘呈现，而后每个人分享自己的故事。（15分钟内）

（2）积极地应对

让每个参与者回忆自己最值得自豪和骄傲的事情，引导患者发现自己内在的积极心理品质，增加他们应对问题的能力和信心。（10分钟内）

（3）未来的期待（手术康复后最想做的一件事）

每个参与者选一件沙具在组内分享，小组完成一个沙盘作品并命名。（10分钟内）

（4）相关知识介绍

眼科医生介绍青光眼手术过程和术后注意事项，沙盘师介绍常见应激反应及正常化常见症状。（5分钟内）

（5）结束仪式

宣誓，大家一起手挽手，背景音乐为《让世界充满爱》。（5分钟内）

此次活动虽然时间很短，但患者和家属都感受到相互之间的理解、支持和爱的力量，也对手术的焦虑和恐慌有很大的缓解，参与者反馈感受非常好，有一部分患者术后又继续参与后续的团体沙盘活动。

（三）高校危机事件干预案例

1.危机事件简介

某高校大一学生入学3个月，半夜高坠死亡。同寝和同班同学受到冲击，情绪不稳，学习和生活受到很大影响，在事件发生后的第二天对他们进行了团体危机干预。

（1）危机干预目标（具体可行的干预目标）

缓解危机事件中同班同学的应激压力，帮助大家释放悲伤、内疚等负面情绪，从事件中有所感悟和成长，更加珍惜生命；同时也在活动中关注出现过度应激反应的同学，提供进一步的心理援助。

（2）参加人员类型及数量

危机事件中逝者的同班同学共25人，由学校专职心理老师（沙盘师、心理咨询师、有危机干预相关培训和工作经历的人员）进行危机干预。

2.危机干预的工作流程（团体沙盘活动流程）

工作思路：以危机事件发生的所在班级全体同学为工作对象，在事件发生24小时后进行干预，全班25个同学全部参加，分5组进行团体沙盘，按照CISD流程，加入叙事疗法的危机干预策略（加入了与逝者相处的故事、从逝者身上学到的品质和对他的祝福），把这次干预活动亦当作一次生命教育。计划团体干预进行一次，出现应激反应症状的个体干预进行一次。

以其中一次操作为例，详细描述操作具体步骤。

（1）导入期：咨询师自我介绍和对本次活动的要求进行介绍

指导语：感谢班主任老师把大家带到这里，我是×××心理老师，今天我和大家一起完成这次活动。昨天我们刚刚经历了一个生命丧失的事件，让我们都很难受，感到悲伤和惋惜。面临这个意外事件，我们可能会有各种不同的反应，包括情绪上、身体上、认知上以及行为上的，这是我们人生中一次不寻常的经历，可以称之为一种创伤，需要我们去面对。可能我们当中有些同学认为自己不需要参加辅导，觉得自己能应对，也许确实如此。但相互交流和参与一些讨论我们感受的活动，以及学习一些危机事件相关的心理学知识，一定会有助于我们更好地应对这次危机事件，而且我们的交流还可能对别人有帮助。创伤事件是非常事件，有时会把人击垮，但今天这样的活动能够帮助大家增加一些力量去应对今后的生活和学习。

我今天和大家在一起，不是解决大家所期待的具体问题，而是希望能做你们的陪伴者和倾听者，有的人可能更适合做一对一的心理辅导，有的人可能只需要团体辅导就可以。这些都是正常的，今天就是允许我们自己去觉察，去表达，去分享，去接纳。非常感谢你今天能来，我们在一起互相扶助，共同面对，也让大家有机会从你身上学到更多。

我们面对突发事件后的心理应对可以在意识和无意识两个层面进行，也就是说有的是我们知道的，还有更多我们不知道但它更深刻地影响我们。我们面前的沙盘心理技术是一种可以帮助我们在意识和无意识之间进行对话的心理辅导方式。

在开始我们的工作前，我要强调几点。① 请大家提前做好准备（如上洗手间、喝水），开始工作后我们尽量不要随意走动和离开现场。② 请把手机和其他电子产品关闭或调至静音。③ 重点强调保密问题，我们将保护大家的隐私，在整个活动中请大家不要录音和拍照，也不需要记录。④ 相信团体和沙盘的力量，我们只有彼此真诚信任，才能更好地帮助自己应对创伤。

（2）事实期：经历该事件中你的故事

指导语：请大家调整一下坐姿，找一个舒适的位置坐好，双手放到沙盘里，以自己的方式和沙子接触，调整一下自己的呼吸，把注意力放在自己的呼吸上，一吸一呼……慢慢地闭上眼睛，回想一下事件的经过，你是如何获知这个消息的，当时你在哪里？看见什么？听到了什么？闻到了什么？做了什么？（留白2～3分钟）。无论感受到什么，不需要评价它，只是静静感受它带给你身体上的感觉，感受一下此时的情绪、大脑出现的想法、画面和意象（可以留白2～3分钟）。调整一下呼吸，我会从5数到1，在我数到1时睁开眼睛，5、4、3、2、1，好，大家回到教室里。带领者分享：我在家中接到了辅导员老师的电话，我感到很震惊，感受到自己的心慌、四肢无力，特别难过、悲伤和不知所措，也感受到辅导员的紧张不安，我安慰了辅导员，告诉她我会和她在一起，并立刻给领导打了电话，然后跑到主楼和相关老师在一起，我看到了大家的紧张和互相配合的积极应对。

① 请所有的参加者在小组内分享。

② 要求每一位参加者都尽量发言，只有大家充分地述说，才能使参加者从不同的侧面感受整个事件的真相。

③ 提醒大家在这个阶段要谈的是事实，每人2～3分钟。

（3）感受期与症状期：事件带给人们的冲击和影响

① 请大家深呼吸，闭眼，思考：得知突发事件之后，对你的影响和冲击是什么？你现在的感受是什么？伴随着这些感受请留意你身体的感觉，以及伴随着这些感觉脑海中出现的画面、想法、回忆等，慢慢让它定格，调整一下呼吸，在我数到1时睁开眼睛。

② 请大家在不说话的状态下选取2～3个沙具代表你此时的感受，拿回来之后摆放在靠近自己的地方，等大家都回来后，确定一个顺序进行依次分享，

每个人都尽量地表达发生事件之后出现的症状及自己此时此地的感受（让我们允许自己表达伤心、后悔、内疚、害怕……）。

③ 介绍应激反应综合征，强调这是突发事件的正常反应。在发生这样的事件之后，每个人的情绪体验可能会有所不同，心理刺激对人体的影响包括生理上过度疲乏、睡眠紊乱、有惊跳反应、肌肉震颤、呕吐、腹泻等；情绪上坐立不安、易激惹、焦虑、抑郁、喜怒无常等；认知上认为都是自己不好；行为上不愿意说话，不愿意见人，不愿意去上课等。

（4）回忆你和该同学相处的一个宝贵的故事

① 选 1～2 件沙具代表你从他的身上看到和学到的他的优点。

② 回来后依次在组内分享你和他的故事以及你所学到的。

③ 分享这个故事给你带来的思考和感悟。

（5）与逝去的同学处理分离

虽然大家都不愿意这样的事情发生，但现在某同学已经离开，大家在这个时候想对他说些什么？想对自己说些什么？请大家选取一个沙具，依次分享，同时分享在这个困难的经历里，经过今天的交流，你的收获和你今后的打算。

（6）赋能冥想，同时总结本次活动

再次正常化危机事件后出现的不适反应，与同学分享遇到问题时的可利用资源，如果需要个人心理辅导可以预约个体辅导。

（7）宣誓告别

宣誓词为：我只带走自己的感受，留下别人的故事。

3.效果评估

进行团体沙盘心理技术危机干预后，很多同学跟老师微笑告别，有同学主动留下来协助老师整理沙具，感受到同学们在沙盘体验中释放了情绪，恢复了能量。当天晚上和第二天班主任分别反馈同学们情绪稳定，有家长反馈学生认为效果很好。第二天和第四天分别有两名学生预约了个体心理辅导。在个体辅导中也看到学生从事件中学会了珍惜生命，懂得了爱和成长。

4.团体沙盘心理技术危机干预后的总结

① 将 CISD 技术、叙事疗法的危机干预技术和团体沙盘心理技术融合是一次大胆的尝试，收到很好的效果。这些技术彼此包容，互相补充，今后可以进行更多的实践与探索。

② 提前做好现场的布置和准备，保证环境的舒适和安静。带领者充分尊重同学们的不同表现。这种尊重和包容为同学们营造了安全、自由、受保护的空间，为后面的开放打下了很好的基础。

③ 相信每一个同学，相信团体的动力，同时尊重每个同学的感受和表达，如其中一个同学表现冷漠，认为学校搞形式主义，对此次活动表示质疑。在小组分享中，有一个参与者认为和该同学没有过接触，没有任何感受，小组活动难以进行。带领者在小组中耐心倾听，接纳他的情绪和行为。告诉他没有感

受也是感受，也可以分享，并感谢他的真诚。他感受到被尊重、理解和包容，开始参与到小组的分享中，他一直坚持参与到最后，没有再抱怨，小组分享顺畅。

④ 心理危机干预时间选择最好在 24～48 小时内。这一次的团体干预时间略早，不到 24 小时。参与活动的同学情绪波动比较大，需要花费更多时间去平复情绪，会影响活动按照计划进行和参与者深入的思考感受的分享。

⑤ 心理危机干预工作需要团队协同作战，必须要保证足够的专业人员参与其中。本次活动由于特殊原因人员不足，活动中有些照顾不过来，无法更好地引导每个小组更深入地感受和分享。建议最好每小组安排一名心理老师做助理（至少保证每 10 人安排一名助理）。

⑥ 此次活动中因大家前面的课程下课时间不一，同学进场前后相差了一个小时，少部分早到的同学表现出了不耐烦，情绪受到影响，同学与带领者略感疲惫。因此在以后活动中选择和确定时间时要充分考虑各种因素，以保证参与者能够准时参与。

第五章
沙盘心理技术在儿童青少年心理和行为问题中的应用

一、儿童青少年团体沙盘心理技术概述

　　沙盘心理技术在医疗系统中的应用非常广泛，特别是在儿童青少年临床心理工作中。因为儿童青少年在发展过程中受到言语能力发展的限制，一些适合成人的心理治疗形式并不适合儿童青少年，但他们的手上存有丰富的心智、情感和体验，沙盘心理技术的弱言语性特别适合言语能力还未充分发展或言语表达能力有障碍的孩子。因而沙盘心理技术可广泛用于儿童青少年学习困难、情感障碍、攻击行为、适应障碍、创伤后应激障碍等的心理治疗和咨询工作中。

　　目前在儿童青少年心理障碍和心身疾病的心理治疗中，我们常采用个体沙盘、亲子沙盘、家庭沙盘及团体沙盘的模式开展工作，因为在儿童青少年的临床心理工作中不仅仅涉及儿童青少年本身，也需要家庭、学校、同伴和社会等各方面的参与。我们临床心理工作的开展主要是针对存在心理问题的儿童青少年，涉及的心理障碍有十多种，包括孤独症谱系障碍（ASD）、注意缺陷多动障碍（ADHD）、抽动障碍、社交恐惧症、学校恐惧症、儿童青少年情绪障碍等。我们在临床工作中发现，沙盘心理技术对儿童青少年注意力不集中、厌学、社交障碍、抑郁、焦虑等均有较好疗效；在辅助康复儿童青少年孤独症谱系障碍、阿斯伯格综合征等广泛性发育障碍方面也发挥积极的作用；此外，在提升儿童青少年自我概念、人际关系、个人心智成长、自尊自信等方面也有非常好的促进作用。

二、儿童青少年团体沙盘心理技术操作流程和注意事项

儿童青少年团体沙盘心理技术的基本操作流程与成人基本相同，但因其心理和生理发展的不完善等一些特殊性问题，在操作过程中有一些细节和事项需特别注意。

（一）操作流程

1. 确定团体人数

尽量保持在同年龄段，心智发展水平大体一致。团体人数限制在8～12人，每组4个成员，每一个小组应有一个沙盘师陪伴。

2. 制定治疗目标及每次沙盘的主题

每个进入团体的成员要有一次初始访谈、评估及一次家庭访谈，充分了解每一个成员的心理发展状况、家庭养育状况、社会功能及主要问题。根据评估结果、年龄阶段、认知能力、心智化程度，制定本次团体沙盘的治疗目标及沙盘主题。一般设定8次团体沙盘为一个疗程，中间有一次家长访谈。8次团体沙盘工作后患儿需要再次复诊评估，心理医生详细了解孩子的沙盘过程及病情变化，与沙盘师一起制定下一步的治疗方案和治疗目标。

3. 初次沙盘活动的操作流程

① 自我介绍：沙盘师通过自我介绍，引导每位成员互相认识并自我介绍。

② 破冰游戏：沙盘师通过互动小游戏，让团队成员消除陌生感和紧张感。

③ 团队建设：团队成员共同商讨，定出团队名称及本次沙盘的轮值组长。一次沙盘活动全程50分钟（第一次可以适当延长至60分钟）。轮值组长负责本次沙盘活动的组织，在沙盘师的指导下制定沙盘游戏的部分规则。

④ 摸沙：在音乐中，沙盘师使用指导语引导团队成员通过触摸沙子感受沙子带给身体的感觉，从而形成大脑中的画面。摸沙完成后，团队成员分别分享摸沙时的想法和感受。此步骤可根据团队的年龄及性质而定，小年龄段（6岁以下）的团体或不能配合的团体（如孤独症或注意缺陷多动障碍团体）可省略此步骤。

⑤ 主题沙盘：沙盘师给出主题及规则，团队成员各自拿沙具，并在沙盘里自由摆放；全部成员摆放完成后，每个人对自己摆放的沙具做故事和感受的分享。

⑥ 整合沙具：团队成员在组长带领下调整沙具的位置，整合沙盘，共同完成一幅新的沙盘并给沙盘命名。

⑦ 分享：团队每位成员对整合的沙盘做一个完整故事的分享。

⑧ 宣誓：团队成员进行保密宣誓。

4.第二次以后的沙盘活动的要点

省略自我介绍和团队建设环节，每次开始均可进行破冰游戏，以小组的方式选出每一次活动的轮值组长（尽量组员轮流担当），其余步骤基本与初次沙盘活动相同。如果团队有自己想做的主题，可以由每次的轮值组长来确定本次的沙盘主题，自由确定主题的设置一般放在4次团体沙盘活动之后，在团队建立信任感和规则感后应用。

（二）注意事项

1."安全有序"——重视安全问题

区别于成年人的沙盘团体，儿童青少年特别是学龄前和学龄期的注意缺陷多动障碍（ADHD）的孩子，可能出现活动过多、情绪控制能力比较弱的情况，可能会在沙盘室里追逐打闹甚至发生冲突，影响沙盘活动的有序进行甚至发生安全事故。因此，这个时候沙盘师要特别注意孩子们的人身安全问题，包括沙盘室内的摆设，如避免摆放易碎品等物件；沙盘活动时需要锁门以避免ASD患儿突然冲出门外不见踪影；提前向孩子们进行必要的安全教育提醒并订立游戏规则，在游戏中出现孩子不遵守规则时，沙盘师需要在强调规则的同时，不针对某一个孩子做出严厉的批评，相信孩子能在一个自由、受保护的空间内获得心理成长，培养规则感；在发生冲突时沙盘师需要以抱持的态度，给予孩子们表达情感的机会和时间，引导孩子们以正确的方式表达情绪，沙盘师要相信陪伴的力量和团队内在的沟通能力。如果行为过激，必要时可暂停沙盘活动，并会同家长进行沟通调解，待孩子情绪稳定后再进行沙盘活动，以保证孩子们的安全。

2."四不二重"的原则——陪伴、倾听、共情

沙盘心理技术在工作中的原则是"四不二重"，"四不"是指不分析、不解释、不评价、不判断，"二重"是指重感受、重陪伴。针对儿童青少年的特征，应更加重视陪伴、倾听和共情。很多出现心理问题的孩子并不能很好地表达自己的想法和感受，而在沙盘师创造的安全、受保护的空间里，孩子才能更好地释放天性，感受到温暖和接纳，才能发展出新的适应性行为和表达的方式。因此相信沙盘的力量，相信团队的力量，相信孩子内在的发展动力，积极的变化就会慢慢地发生。

3."静待花开"——足够的耐心

对沙盘师来说，耐心是一种非常重要的个人特质，在处理儿童青少年团体沙盘案例中显得尤为重要。因为面对言语发育尚未完全或有言语表达障碍的

孩子，言语沟通和交流会存在一定的困难，需要沙盘师慢下来，耐心等待。只有耐心地倾听，才能听到孩子们内心的声音，才能与他们建立良好的联结与信任，才能达到良好的治疗效果。

三、在儿童青少年常见心理和行为问题中的应用

（一）孤独症谱系障碍

孤独症谱系障碍（Autism Spectrum Disorder，ASD）是一组以社会交往障碍、言语和非言语沟通障碍、狭隘兴趣及重复刻板行为为主要特征的神经发育性疾病。美国疾病控制和预防中心（CDC）在2020年的报告里称，根据2016年的数据，美国每54名儿童当中就有一名被诊断出患有ASD。2000年以来，我国流行病学调查结果显示，ASD患病率为0.1%～0.3%，上升趋势明显。临床中，至今尚无针对ASD核心症状的药物治疗，以教育训练为主，其中沙盘心理技术作为治疗辅助手段之一，对ASD患儿的情绪调节、人际互动能力的改善、心智化的发展等有积极的作用，同时也可通过团体沙盘心理技术帮助ASD家长进行情绪调节。对于ASD患儿的社交障碍，临床上主要以个体沙盘治疗为主；针对患儿家长的情绪疏导，应用团体沙盘的形式效果明显。

（二）注意缺陷多动障碍

注意缺陷多动障碍（Attention Deficit Hyperactivity Disorder，ADHD）又称多动症，指儿童表现出持续的与年龄不相符的注意力不集中、多动和冲动，可造成儿童的学业成绩、情感、认知功能、社交等多方面的损害，是儿童期常见的神经发育障碍之一，同时可合并品行障碍、对立违抗性障碍、情绪障碍、学习障碍等多种心理病理表现，约70%的儿童持续到青春期，30%的儿童可持续到成年期。临床中，6岁以下幼儿原则上不选择药物治疗，仅在症状造成多方面的显著不良影响时才谨慎选择，可采用包括心理教育、心理行为治疗、家长培训和学校干预等综合治疗方式进行干预治疗。沙盘心理技术应用于ADHD患儿中，可以用团体沙盘和个体沙盘的形式，通过对孩子情绪的调整、专注力的培养及社交能力的提高，达到治疗的效果。

（三）抽动障碍

抽动障碍（Tic Disorder，TD）是常见的儿童青少年神经精神疾病之一，以不自主的、突发的、快速的、反复单一或多个部位的肌肉运动抽动或发声抽动为主要表现，可伴多动、注意力缺陷、强迫行为等疾病。通常在4～6岁之

间发病，10 ～ 12岁之间最严重，青春期严重程度下降，约1/3的患儿症状会持续至成人。大约半数患儿共患一种或多种心理行为障碍，包括注意缺陷多动障碍（ADHD）、学习困难、强迫障碍、睡眠障碍、情绪障碍、自伤行为、品行障碍、暴怒发作等，其中共患ADHD最常见，其次是强迫障碍。临床中，治疗原则是药物治疗和心理行为治疗并重，注重治疗的个体化。沙盘心理技术应用于情绪状态严重失调的患儿的心理治疗时，临床上会根据患儿的情绪状态，选择个体沙盘或团体沙盘的形式进行。

（四）学校恐惧症

学校恐惧症是指儿童青少年由于情绪障碍，特别是焦虑、恐惧和抑郁导致上学困难，并出现回避上学的一种心理疾病，是恐惧症中的一个特殊类型。它是学龄期儿童较常见的行为问题之一，与环境关系密切。

儿童青少年情绪障碍是指发生在儿童及青少年时期以焦虑、恐惧、抑郁或躯体功能障碍为主要临床表现的一组疾病。由于儿童心理、生理特点及所处环境的不同，儿童情绪障碍的临床表现与成人有明显差异。青春期处于一个特殊时期，随着社会压力和学业压力的增加，青春期情绪障碍的发病率也在逐年上升。情绪障碍与孩子的成长环境有一定关系，其中常见类型有焦虑症、恐惧症、抑郁症、强迫症、癔症等。沙盘心理技术针对儿童青少年情绪障碍，可以通过个体沙盘疏导内在情绪、亲子沙盘改善亲子关系、家庭沙盘调节家庭关系，从而完善孩子的内在人格，达到治疗的目的。由于青春期孩子的自我防御较强，对于隐私的关注程度较高，故应用团体沙盘较少。

四、在家庭或亲子关系中的应用

（一）时代背景

在中国社会高速发展的今天，中国家庭经常面对亲子关系的缺失和教育错位问题。一方面家长对自己的孩子抱有很高的期望，另一方面在家庭教育中又不讲究教育方法。部分家庭的孩子在成长过程中出现了学习能力差、情绪障碍、行为异常等问题，但大部分家长不知道采用何种方式、方法来教育引导自己的孩子，更不能够和孩子建立亲密的亲子关系。《2016年中国亲子教育现状调查报告》显示：有87% 左右的家长在家庭教育中有焦虑情绪。在知识文化层次更高的新一代年轻人纷纷成为父母后，他们更加急迫地寻找着家庭教育中的有效手段。

（二）团体沙盘改善家庭或亲子关系

卡尔夫说，借助沙盘游戏和玩具模型，通过自由和创造性的游戏，在无意识的过程中，来访者创建起与其内在心理状态相呼应的外在沙盘图画，由此，在塑造一系列意象的过程中，荣格所描述的自性过程会被激发和实现。家庭成员的沙盘画面反映的是他们无意识的反馈，能够让父母与孩子在短时间内增进理解，更好地了解彼此的内心世界，加深父母和孩子间的心灵沟通，重建家庭成员间的亲密关系，比语言表达更自然、更和谐，还减少了语言可能带来的威胁和伤害。沙盘非言语的特性，对处于叛逆期的青春期的孩子具有独特的适用性，对孩子宣泄不良情绪、增加自我能量以及自我觉察力，尤其是对培养孩子的良好性格习惯有积极作用。同时，无意识的沟通让父母和孩子都充分体会和感受记忆深处的"冰冻记忆"，释放自己内心，解开心结，促进亲子关系，使之达到整合、统一、有秩序的心理平衡关系，在感应中实现共情，从而达到治愈的目的。

大量研究表明，沙盘心理技术应用于亲子治疗中，能够让家长和孩子在无意识状态下发现自己、认知自己，有效缓解和改善冷漠、焦虑、抑郁等异常情绪状态，改善亲子关系，并且具有良好的持续性。

（三）家庭沙盘的关键环节

1. 建立信任关系

在沙盘室这个安全、自由的空间内，沙盘师向家庭成员介绍沙盘、沙具和游戏过程，让他们明白他们有充分的条件可以选择任何沙具来进行任何形式的创作，没有对错。

2. 认识自我

家庭成员在无意识状态下利用具有象征意义的沙具构建一个场景，呈现自己内在的心理世界。在沙盘师的陪伴、见证、引导下，以不分析、不解释、不评价、不判断的工作态度，让家庭成员认识自我、了解他人。

3. 倾听彼此的心声，实现共情

沙盘摆放结束后，沙盘师根据沙盘画面，针对个体呈现出来的无意识状态进行启发式开放性提问，鼓励家庭成员积极用心参与，分享沙盘游戏过程中的体验和感受。在必要的情况下给出建议性、隐喻性或提问性的诠释，帮助家庭成员学习、感受倾听和共情带来的积极作用。

4. 加强沟通，实现整合

沙盘师引导家庭成员制定规则，共同完成沙盘作品的整合和调整，使之成为一个家庭共同的故事，促进家庭成员间的沟通和互动，体验共同创作的过程，实现内在心与心之间的整合。

5.促进表达，展望未来，实现和谐统一

分享整合后的故事及沙盘完成后的感受，促进家庭成员之间的表达和理解，从而促使家庭更和谐，亲子关系更和谐。

（四）注意事项

不同家庭的父母和孩子在亲子关系以及心理状态、情绪变化上会呈现出不同的问题，根据具体的呈现制定不同的沙盘主题；无论是团体沙盘还是个体沙盘，都能够有效地改善父母及孩子内在的心理状态，故形式上不要求全程必须家庭成员全部参加，可根据具体情况，设计个体沙盘、家庭沙盘或亲子沙盘交替进行；家庭或亲子沙盘中，来访者是父母和孩子，沙盘师注意不要因为症状呈现者是孩子，就把大部分精力和关注点放在孩子身上而忽略了父母。

五、儿童青少年沙盘心理技术案例

（一）儿童青少年情绪障碍案例

1.分离性焦虑案例

基本情况：8岁，女孩，三年级，因"不愿上学2周"由家长陪伴就诊。

家长主诉：2周前出现不愿意上学的情况。父母用讲道理、批评，甚至强迫上学、责打的方式，孩子仍不愿意上学。自从弟弟出生后，脾气变得暴躁，经常说想变回小时候，让父母抱，要吃奶瓶，穿尿片。之前都是跟奶奶睡或自己睡，近日要求跟父母睡。曾说过要离家出走，然后自己一个人走到同一个小区的外婆家不肯回家，也曾经诉说自己很累很辛苦。从小跟父母同住，父母性格偏内向，平时工作忙，陪伴孩子的时间不多，大部分时间由奶奶照顾。有一个弟弟，3个月大。弟弟出生后妈妈母乳喂养，照顾弟弟时间较多，对孩子关注较前减少。孩子从小性格文静、乖巧，在学校里老师评价高，学习成绩中上。

行为观察：进入诊室比较安静，能安坐在椅子上，有眼神的对视和交流，问话交流时用点头或摇头表示，表情稍紧张，交谈过程会不时看向妈妈。

辅助检查：艾森克个性测试提示典型内向性格，情绪不稳定，精神质正常，无掩饰倾向。

评估诊断：分离性焦虑（弟弟出生对于小女孩是一次严重的心理伤害，在她幼小的心灵中，她感受或无意识到父母有了弟弟就抛弃了她，因此，她想通过休学引起父母的重视，以不上学进行要挟，希望父母对她更好一些）。

治疗目标：减少焦虑与恐惧，重新建立内在的安全感与爱，恢复学校学习。

沙盘过程：个体沙盘，每周一次，共12次，每次均为无主题的自由沙盘。在与家长访谈中，建议家长也要去理解和感受女孩担心失去父母的爱的心情，平日多关心她一下。并在每次沙盘结束后会让家长回家填写未来一周里孩子的进步和优点，下次沙盘时交作业（表5-1）。

表5-1　分离性焦虑案例沙盘过程

次数	具体内容	沙盘画面
第一次	不说话，没有语言交流，没有分享故事，问话会用点头或摇头表示。整个沙盘摆放过程很投入。沙具集中在沙盘的一个角落，树木集中，下面隐藏了很多小动物	见图5-1
第二次	邀请父母在沙盘室看她做沙盘。摆放得特别认真、仔细，摆放的位置反复斟酌微调，有简短的语言描述，但没有分享完整的故事。沙盘画面和谐，布局居中，出现围栏和桥梁	见图5-2
第三次	愿意分享故事，有简单的故事情节。沙盘画面温馨，出现现实生活场景	见图5-3
第四次	分享的内容更丰富，情节更完整。沙盘画面内容更丰富，出现围栏，有的沙具被掩埋	见图5-4
……	……	……
第七次	故事的主题和表达形式很有创意。孩子对自己的作品侃侃而谈，表现出开心和满意	见图5-5
……	……	……
第十二次	没有摆放沙具，主要玩沙子，用勺子在沙面上印了一个题为"月球"的沙画，并让沙盘师猜是什么	见图5-6

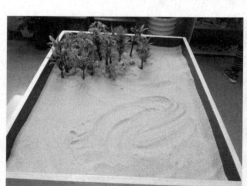
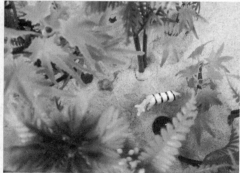

图5-1　分离性焦虑案例第一次沙盘画面

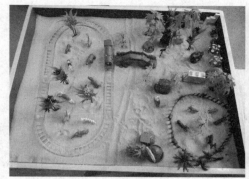

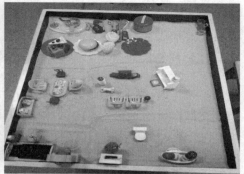

图5-2　分离性焦虑案例第二次沙盘画面　　　　图5-3　分离性焦虑案例第三次沙盘画面

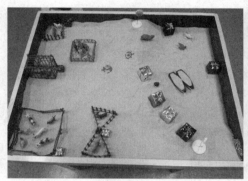

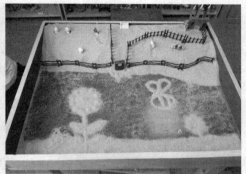

图5-4　分离性焦虑案例第四次沙盘画面　　　　图5-5　分离性焦虑案例第七次沙盘画面

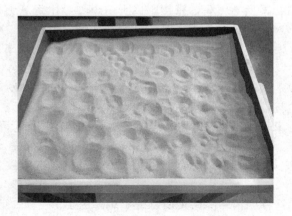

图5-6　分离性焦虑案例第十二次沙盘画面

治疗过程中，孩子在现实中的变化：第三次沙盘后，孩子愿意去上学了，没有再说过离家出走之类的话；第四次沙盘后，孩子每天上学，但有时早上不愿起床会发脾气，爸爸会采取强行抱上车的方式处理；第七次沙盘后，孩子愿意每天上学，早上也愿意起床，放学回家也愿意做作业，情绪较以前平稳。在遇到一些较难的作业时，会向妈妈抱怨，会哭，但没有出现大哭大闹、发脾气、扔东西、打人的表现。

心理治疗结束时情绪控制的能力有了明显的提高，遇到生气的事会自己想办法让自己平静下来，会向父母表达自己的感受；对弟弟懂得关心和呵护；能自己一个房间独自入睡，可以按时去学校上学。

个案中反思：在给孩子进行心理治疗的过程中，父母的心理健康教育和配合程度很重要，需要通过一些设置，让父母改变认知，建立新的家庭规则和行为，发现孩子的优点，接纳孩子的情绪，管理好自己的情绪，给予孩子更多的陪伴和关注。

2.青春期情绪障碍案例

基本情况：14岁，男孩，独生子，读初二，不住校，因"反复思考小事一年"由母亲带来就诊。

家长主诉：近一年，孩子经常会对生活的小事反复思考和纠结，如杯子摔碎了，会好几天都在想那个杯子，即使换了一个新的也会想，需要很长时间才能调整过来。一个月前因书包拉链坏了妈妈没有及时更换，孩子会一直不自主地想起拉链的问题，导致心情烦躁低落，明知道没有必要想，但还是控制不住地去想。进而影响上课专注力和学习状态，学习成绩下降明显。曾到医院心理科就诊，诊断为强迫症，给予口服药物治疗。治疗后症状有所缓解，但白天嗜睡，严重影响学习效率。父母及孩子均希望能停药。

孩子从小在父母身边长大，母亲对孩子要求严格，对孩子的规则和控制较多，日常较唠叨。父亲学历高，经常跟孩子讲道理，希望孩子将来成为一个有担当、有成就的人。孩子从小乖巧听话，学习成绩中上水平，在学校及陌生人面前不爱说话，但在家里或很熟悉的朋友面前会滔滔不绝。父亲近一年在外地出差，不在身边，母亲工作较忙，经常加班，日常生活由奶奶照顾。

行为观察：入室安静，言谈举止有礼貌，表情稍淡漠，对答切题，思维清晰，表达顺畅，有眼神交流，问话有应答，无主动沟通。

辅助检查：艾森克个性测试提示典型内向性格，情绪不稳定，精神质正常，无掩饰倾向；儿童焦虑敏感性量表得分为15分；儿童焦虑情绪障碍自评表得分为31分；儿童抑郁障碍自评表得分为10分；儿童自我意识量表提示自我意识水平低。

评估诊断：青春期情绪障碍（以强迫思维为主）。

沙盘过程：每周一次，共16次，每次均为无主题的个体沙盘，每次沙盘结束后会让家长回家填写未来一周里孩子的进步和优点，下次沙盘时交作业

（表5-2）。

表5-2 青春期情绪障碍案例沙盘过程

次数	具体内容		沙盘画面
第一次	表现：很少说话，动作也比较慢，摆放过程很慢，很仔细，很多沙具放好后会进行微调		见图5-7
	沙画：规则，对称，排列多		
	命名：汽车展览会		
	分享：以前会对某一件不重要的事想很久，如不小心摔碎了一个杯子，会好几天都在想那个杯子，即使换了一个新的也会想；自己知道没有必要，但控制不了；对目前自己这种状态比较担心；自认为学习压力不算大，对学习可以掌控		
第二次	表现：摆放仍很慢，很细致		见图5-8
	命名：我的家		
	沙画：建筑对称，排列多，规则		
	现实中的变化：药物剂量减半，症状无加重，嗜睡减轻		
第三次	表现：较沉闷，说话少；摆放时很专注，会想很久才摆放		见图5-9
	命名：公园		
	分享：较前减少；问话有应答，无主动表达		
第四次	表现：兴奋，语言较前明显增多		见图5-10
	命名：普达措公园		
	分享：上周跟家人去旅行，玩得很开心；兴奋地分享旅途的故事		
	现实中的变化：停药，改安慰剂，症状无加重，无嗜睡		
第五次	表现：担忧，话减少		见图5-11
	命名：赛车		
	分享：上周再次出现症状，有点担心；看到同学们都很认真学习，连下课都在看书，自己感觉很有压力		
第六次	表现：平和		见图5-12
	命名：向日葵广场		
	分享：自己能调整出现症状后的情绪，感觉良好；好像没有那么担心会出现症状了		
	沙画：出现修建的场景		
	现实中的变化：停药		

团体沙盘心理技术在医疗卫生领域的应用与实践指导

次数	具体内容	沙盘画面
第七次	表现：满意，有笑容，愿意表达分享	见图5-13
	命名：改革大丰收	
	分享：没有再次出现症状，感觉自己情绪平稳了很多	
	沙画：出现修建的场景和彩虹	
	现实中的变化：停药后，妈妈反映孩子情绪明显稳定了不少，没有再出现症状	
第八次	表现：平和	见图5-14
	命名：太平洋上的秘密军事演习	
	分享：淡定地分享了自己摆放的故事	
	沙画：呈现出力量感和动力	
……	……	……
第十一次	表现：情绪平稳，心情愉悦	见图5-15
	命名：村庄	
	分享：在休闲的村庄里生活，很满足；上周发生的眼镜上的小纸片的故事	
	沙画：画面和谐，错落有致，空间感好	
	现实中的变化：发现眼镜上的小纸片，拿下来后想了几次，有点担心自己是不是又犯病了，能意识到这种情况，然后就不再想了	
……	……	……
第十三次	表现：有些紧张不安的情绪	见图5-16
	命名：非法拆迁	
	分享：旧农村拆迁，新城市建设；出现修建和拆迁的场景，还有士兵坦克的两军对峙；近期将要期中考试，感觉有点紧张	
……	……	……
第十六次	表现：情绪稳定，心态平和	见图5-17
	命名：奇妙的小人国度	
	分享：有趣的小人国探险的故事	
	沙画：画面丰富，和谐，人物较多，不再过于规整；出现彩虹	

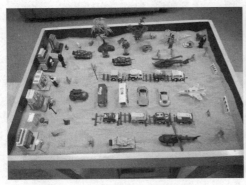
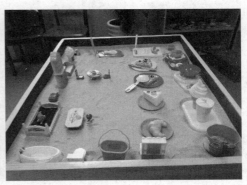

图5-7　青春期情绪障碍案例第一次沙盘画面　　图5-8　青春期情绪障碍案例第二次沙盘画面

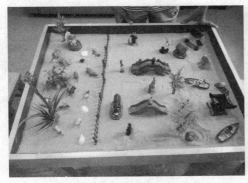
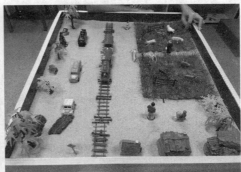

图5-9　青春期情绪障碍案例第三次沙盘画面　　图5-10　青春期情绪障碍案例第四次沙盘画面

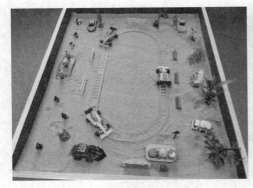
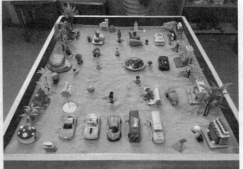

图5-11　青春期情绪障碍案例第五次沙盘画面　　图5-12　青春期情绪障碍案例第六次沙盘画面

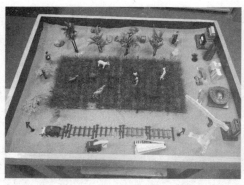
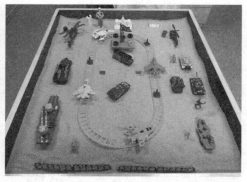

图5-13　青春期情绪障碍案例第七次沙盘画面　　图5-14　青春期情绪障碍案例第八次沙盘画面

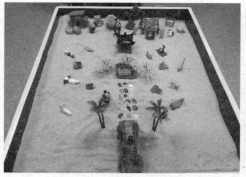
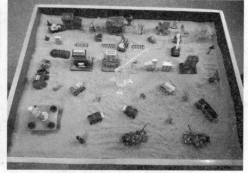

图5-15　青春期情绪障碍案例　　　　　　图5-16　青春期情绪障碍案例
　　　第十一次沙盘画面　　　　　　　　　　　第十三次沙盘画面

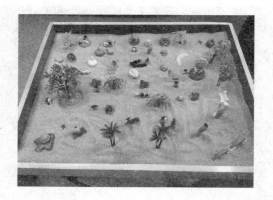

图5-17　青春期情绪障碍案例第十六次沙盘画面

沙盘结束后，孩子在现实中的变化：情绪稳定，学习生活恢复正常状态；没有再纠结于书包拉链的事，对一些小事偶有纠结，但能通过自我分析和调整处理；没有用任何药物干预。

反思：在来访者的病情有反复时，静待花开。

（二）儿童ADHD团体沙盘案例

基本情况：患儿小A，男，9岁，读四年级。有一个弟弟3岁。因"注意力不集中4年"来诊。家长诉一年级开始上课注意力不集中，连考试做试卷都会走神，不能独立完成作业，做事拖拉，容易发脾气，不能接受别人的批评。曾偷拿家里的钱到学校给同学买东西吃。完善相关检查，诊断为"注意缺陷多动障碍（注意力缺乏为主型）"。

患儿小B，男，11岁，读五年级。独生子女。因"多动冲动3年，加重半年"来诊。家长诉从小调皮，多动，不听指令。上小学后经常被老师投诉，上课不专注，多动，跟同学矛盾冲突多。近半年加重，脾气暴躁，打架频繁，事后能认识到自己的错误，但重复犯，自诉控制不了自己的情绪。完善相关检查，诊断为"注意缺陷多动障碍（多动冲动为主型）"。

患儿小C，男，10岁，读四年级。有一个妹妹4岁。因"注意力不集中4年，脾气暴躁1年"来诊。家长诉在学校上课注意力不集中，爱玩小动作，发呆，不听指令，调皮，但跟同学相处尚可。在家里脾气暴躁，经常发脾气，跟妹妹冲突多，发脾气时会摔东西，曾试过离家出走。完善相关检查，诊断为"注意缺陷多动障碍（混合型）"。

患儿小D，男，10岁，读五年级。有一个妹妹3岁。因"注意力不集中，脾气暴躁2年"来诊。家长诉近2年孩子脾气暴躁，易怒，在学校经常跟同学打架冲突，上课注意力不集中，不听老师指令，逃课。在家里经常发脾气，大喊大叫，情绪激动，不能安抚。完善相关检查，诊断为"注意缺陷多动障碍（混合型）"。

干预目标：提升自我情绪控制能力和专注力，加强规则意识，改善社交技巧，培养团队协作能力。

团体特点：此团体沙盘活动中都是男孩子，调皮，多动，情绪波动大，自我情绪控制能力弱，规则感不强，在学校不能很好地遵守规则，缺乏社交技巧，人际关系欠佳，被孤立，团队协作能力差。

干预工具及要求：沙盘（带干沙）一套，沙具2000件，12色的彩色蜡笔一盒，A4纸一张，沙盘治疗知情同意书、沙盘次数登记表、家庭作业表格等档案资料一套。

宏观设计：根据干预目标设计方案，共进行8次，具体方案见表5-3。

表5-3　儿童ADHD团体沙盘操作方案

次数	目标	操作方案
第一次	彼此认识，建立信任感	沙盘师自我介绍，并让每位成员介绍自己的姓名、年龄、年级和爱好
		沙盘师向孩子们简单介绍什么是沙盘游戏，什么是沙盘和沙具，怎么玩以及沙盘室和游戏中的规则
		沙盘师带导及参与，玩《一二三木头人》的游戏
		发给孩子们彩笔和纸，让团队成员共同商讨，定出团队名称及选出本次沙盘活动的组长，大家一起画一幅画来展示他们的团队。沙盘师解释组长的特权，可以制定一些接下来的游戏规则，每人担任一次组长，下次沙盘换组长
		放《花絮轻撒》的音乐，沙盘师通过指导语，引导孩子们闭上眼睛，用手触摸沙子。摸沙完成后，每人分享摸沙时的想法和感受
		本次主题为："我最勇敢的一件事"，让孩子在和同伴初次见面时看到自己的优点，树立自信心，体验自我价值，形成互相信任和欣赏的氛围。每人拿6个沙具在沙盘里自由摆放，全部成员摆放完成后，每个人对自己摆放的沙具做故事和感受的分享。强调在摆放过程中，不能动别人的沙具
		在组长的组织和带领下，大家讨论如何把所有人的骄傲的故事串联成一个故事。可以移动沙具，也可以添加沙具，共同商量整合成一个故事，并给这个沙画和故事命名
		每个人都按自己的想法说一次这个整合的故事。沙盘师强调在成员分享的过程中其他人要认真倾听
		每个人说一说本次沙盘活动的感受，宣誓
		向家长布置家庭作业：写出未来一周孩子每天的进步和优点
第二次	寻找共鸣，建立团队信任感	收家庭作业，让每个孩子读出爸爸或妈妈对自己一周来的表现的关注和鼓励
		沙盘师带导及参与，玩真人版《找不同》的游戏
		选出本次沙盘的组长
		放《风的声音》的音乐，沙盘师通过指导语，引导孩子们闭上眼睛，用手触摸沙子。摸沙完成后，每人分享摸沙时的想法和感受
		本次主题为"我最喜欢的游戏"。同龄的孩子有很多共同的兴趣和爱好，通过摆放强化孩子们的友谊。每人拿6个沙具在沙盘里自由摆放，全部成员摆放完成后，每个人对自己摆放的沙具做故事和感受的分享。强调在摆放过程中，不能动别人的沙具

次数	目标	操作方案
第二次	寻找共鸣，建立团队信任感	在组长的组织和带领下，大家讨论如何把所有人的骄傲的故事串联成一个故事。可以移动沙具，也可以添加沙具，共同商量整合成一个故事，并给这个沙画和故事命名
		每个人都按自己的想法说一次这个整合的故事。沙盘师强调在成员分享的过程中其他人要认真倾听
		每个人说一说本次沙盘活动的感受，宣誓
		向家长布置家庭作业：写出未来一周孩子每天的进步和优点
第三次	发现自己的优点，建立自信人格	游戏：《萝卜蹲》 主题：被表扬的一件事
第四次	发现别人的优点，反观自己，树立人际交往的榜样	游戏：《老鹰抓小鸡》 主题：我最喜欢的同学的优点
第五次	改善人际交往技巧，提升人际交往能力	游戏：《小鸡变凤凰》 主题：我和同学友好相处的一件事
第六次	提升领导力和团队协作能力	游戏：《桃花朵朵开》 主题：今天我做主（自由主题）
第七次	学会感恩	游戏：《食物记忆大挑战》 主题：我想感谢的一个人
第八次	接纳欣赏自己，提升自我价值感	游戏：《眼疾手快》 主题：我最棒

效果评估：一是自评，Conners量表、SNAP-IV量表、IVA-CPT测试结果显示，沙盘前后对比有进步。

二是他评，家长反馈孩子们在学校的表现有进步，老师投诉明显减少，老师反馈情绪较前明显改善；跟同学的冲突减少，遇到问题时能思考解决方法，人际交往改善，上课专注程度有所提升；在家里与家人的相处更和谐，发脾气频率减少，程度减轻，对弟弟或妹妹更友好。

活动总结：可以肯定的是，利用沙盘心理技术，通过合理的方案设计，给孩子提供自由、受保护的空间，疏导了孩子内在的负面情绪。针对ADHD患儿的特征，通过针对性积极心理品质的主题，调动了孩子们的内在动力，强调孩子们的自信、和谐、团结、感恩的品质，构建完善人格。

需要反思的是，在第六次沙盘设定了自由主题后，孩子们的团结协作性明显改善，关系更融洽。因此在主题设计中，可以考虑增加自由主题的次数，给孩子们更大的自由空间发挥他们的自主性和创造性。

（三）ASD案例

基本情况：4岁，男孩，因"不合群1年"由家长带来就诊。

家长主诉：上幼儿园后老师反馈孩子在学校不合群，跟小朋友互动差，不愿意参加集体活动，喜欢自己玩，上课听指令欠佳，不能配合老师的要求。从小性格内向，比较固执，容易发脾气，发脾气时会大喊大叫，扔东西。喜欢排列凳子、鞋子、玩具等，被弄乱后会生气，大叫。吃饭时喜欢摇动身体，无法制止。喜欢翻白眼、耸肩和咬东西。家里没有其他孩子，喜欢自己一个人玩玩具，有需求时会找父母寻求帮助。2岁会叫爸爸妈妈，3岁才会说简单的短语，目前能说简短的句子，语言表达欠佳，吐字不清。

行为观察：入室安静，能坐在椅子上，问话无对答，间有眼神对视，无眼神交流，没有用点头或摇头表示，自己玩玩具专注，有自言自语，吐字不清，轮替试验结果为阳性，平衡试验结果为阳性，指鼻试验结果为阳性。

辅助检查：Gesell发育量表测得发育商（DQ）为75分；孤独症行为评定量表（ABC）得分为65分；儿童孤独症评定量表（CARS）得分为31分；语言评估提示唇舌应用功能欠佳，d、t、n、l、zh、ch、sh发音不清；脑干诱发电位未见异常；颅脑MRI未见异常。

评估诊断：孤独症谱系障碍。

沙盘过程：每周一次，共12次，每次均为无主题的自由个体沙盘，每次沙盘结束后会让家长回家填写未来一周里孩子的进步和优点，下次沙盘时交作业（表5-4）。

表5-4 ASD案例沙盘过程

次数	具体内容	沙盘画面
第一次	需要母亲陪同进入沙盘室，略显拘谨，不说话，无眼神对视和交流，问话无应答，没有分享。整个沙盘摆放过程很投入，自言自语，听不清内容。从沙盘边缘开始规则排列摆放沙具，往沙盘中间摆，至完全把沙盘填满，还继续往沙盘里放沙具。沙盘画面凌乱、满	见图5-18
第二次	自己进入沙盘室。仍无眼神交流，问话无应答。摆放过程有自言自语，全程看了沙盘师一眼。沙盘画面清晰，排列多，出现围栏	见图5-19
第三次	自己进入沙盘室玩沙具。仍无眼神交流和对话。摆放过程很开心，自言自语，哼歌，会用点头或摇头回应沙盘师的问话。沙盘画面开始呈现故事情节。排列明显，围栏多，出现修建场景	见图5-20

次数	具体内容	沙盘画面
第四次	在沙盘室门口主动拉着沙盘师的手进入沙盘室，离开沙盘室时主动拉着沙盘师的手离开。沙盘过程有3次眼神对视。摆放过程能用点头或摇头和简短的"是"或"不是"回应沙盘师。沙盘画面内容更丰富，围栏和排列减少，出现树木，仍有修建场景	见图5-21
第五次	与沙盘师的互动增加，沙盘出现日常生活场景，内容清晰。围栏和排列仍较明显	见图5-22
……	……	……
第七至十次	每次的沙盘相仿，沙盘中有火车和铁轨，出现做饭的场景，会跟沙盘师一起玩做饭的游戏，沙盘画面较凌乱。沙盘过程中与沙盘师眼神的对视增加，语言减少。会按顺序摆放碟子，如果顺序被打乱，一定要自己按顺序重新摆放	见图5-23
……	……	……
第十二次	跟沙盘师的互动明显增加，会用简单的短语回应沙盘师的问话并表达沙盘的内容。沙盘内容跟前几次相仿，但画面布局及情节更清晰	见图5-24

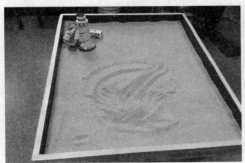

（a）

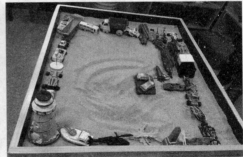

（b）

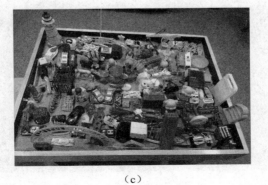

（c）

图5-18　ASD案例第一次沙盘画面

第五章　沙盘心理技术在儿童青少年心理和行为问题中的应用

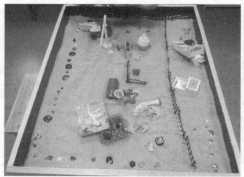

图5-19　ASD案例第二次沙盘画面

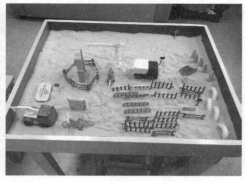

图5-20　ASD案例第三次沙盘画面

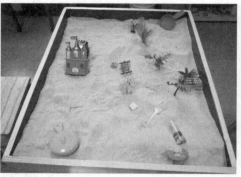

图5-21　ASD案例第四次沙盘画面

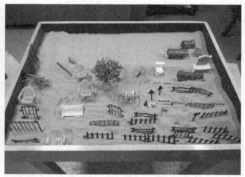

图5-22　ASD案例第五次沙盘画面

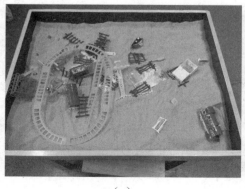

（a）

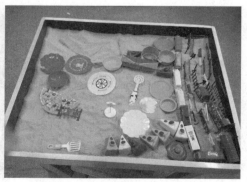

（b）

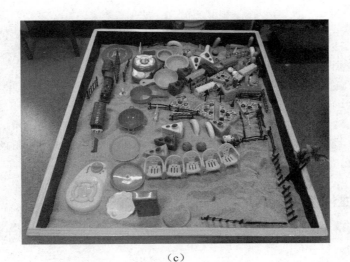

（c）

图5-23 ASD案例第七至十次沙盘画面

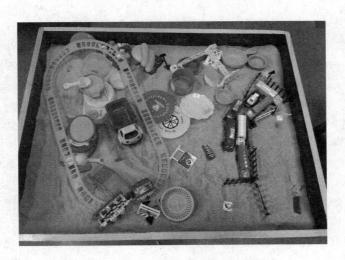

图5-24 ASD案例第十二次沙盘画面

沙盘结束后孩子在现实中的变化：排列椅子、鞋子和玩具的行为，咬东西及摇晃身体的行为明显减少；发脾气的频率明显减少，强度降低；在幼儿园跟小朋友交往好转，不会主动去找小朋友互动，但集体活动时在老师的鼓励下较以前融入；上课听指令好转，在强化下能基本配合老师的要求；在家里能跟母亲玩角色扮演的游戏，跟母亲的互动及语言表达增加。

反思：其一，强调"四不二重"。给ASD孩子做沙盘需要沙盘师具有更稳定的主人格，做到"四不二重"的沙盘心理技术核心理念。不分析，不解释，不评价，不判断，重感受，重陪伴。ASD孩子生活在自己的世界里，在沙盘过程中，基本上跟沙盘师没有语言交流，更没有互动。这时，只有沙盘师稳稳地在沙盘室里，用自己内心巨大的能量，给孩子无条件的尊重和共情，带着关爱陪伴，融入孩子的世界里，跟他共处，才能用心去感受孩子的感受。

其二，更强调"静待花开"。ASD孩子的重复刻板行为明显，需要沙盘师具有更多的耐心和坚持。不能急，也急不来，耐心地陪伴，相信沙盘的力量，相信孩子的内在动力，才能静待花开。

其三，对ASD孩子家长的情绪疏导很重要。这位母亲在初诊时呈现的是焦虑的状态，经过沙盘过程中跟母亲的交流和疏导，在结束时母亲的焦虑也有了明显的改善，这种改善对孩子的变化有非常大的促进作用。

（四）躯体化障碍案例

基本情况：12岁，男孩，初一，因"反复气喘半年，伴胸闷不适2周"由父母带来就诊。

家长主诉：半年前无明显诱因出现气喘发作，无咳嗽，到当地医院就诊，查胸片及抽血化验均未见异常，按"喘息性支气管炎"处理，给予平喘等治疗，症状有所缓解。但仍反复发作，气喘发作时自觉呼吸困难，未做特殊处理能自行缓解。2周前无明显诱因下会感觉胸闷不适，需要深呼吸才能缓解不适感。深呼吸频率有时达5～6次每分钟，夜间睡眠无发作。辗转多家医院就诊，查肺功能和做肺部CT、心电图、24小时动态心电图等检查均无异常。

孩子从小跟父母同住，懂事乖巧，家教较严，父母要求较高、比较强势。家里有个哥哥，相差七岁，哥哥品学兼优，考上军校，跟哥哥关系好。从小学习成绩优秀，小学在一家私立学校上尖子班。小学毕业以全校第一名的好成绩考上市重点中学。进入中学后，学习成绩在中等水平。与老师、同学相处良好。

气喘发作的时间大多在考试前，曾因发病没有参加期中考试。近期正准备期末考试。因病情近半年断续请假治病和休养，曾表示过不愿意上学。

行为观察：进入诊室比较安静，有礼貌，对答切题，思维连贯清晰，表达顺畅，说话声音不大，有条理，表情自然，兴致不高，在30分钟内有大于10次的深呼吸动作。

辅助检查：儿童焦虑敏感性量表得分为12分；儿童焦虑情绪障碍自评表得分为29分；儿童抑郁障碍自评表得分为10分；儿童自我意识量表得分低；青少年生活事件量表提示人际关系因子为7分，学习压力因子为18分，受惩罚因子为12分，丧失因子为4分，健康适应因子为9分。

评估诊断：躯体化障碍。

沙盘过程：每周一次，共4次，每次均为无主题的个体沙盘，每次沙盘结束后会让家长回家填写未来一周里孩子的进步和优点，下次沙盘时交作业（表5-5）。

表5-5　躯体化障碍案例沙盘过程

次数	具体内容	沙盘画面
第一次	表现：刚进入沙盘室时显得有点紧张，整个沙盘摆放过程很专注，做深呼吸1次	见图5-25
	沙画形成： 第一个场景——A国跟B国的对峙 A国军队9名士兵、3辆坦克、1辆装备车、1架直升机，B国军队7名士兵、2辆坦克，两军对峙，隔河相望 第二个场景——开战 A国军队大获全胜，B国军队全军覆没，B国的士兵和坦克被掩埋 第三个场景——战歌 在B国士兵掩埋的地方堆起一个沙丘，中间有一名A国士兵在唱着胜利的战歌 第四个场景——统一全世界 第五个场景——搬迁外星球 第六个场景——我的梦想	
	命名：战场	
	沙盘师的感受： 沙盘开始时呈现出压抑、紧张和焦虑；后看到孩子对掌控的渴望和胜利后的自豪感	
第二次	表现：进入沙盘室较前放松，整个沙盘摆放过程没有出现深呼吸的表现	见图5-26
	沙画形成： 第一个场景——辨别真假唐僧 第二个场景——掩埋假唐僧	
	命名：真假唐僧	
	沙盘师的感受： 开始时呈现出矛盾和冲突，后经过自我调整后呈现出清晰的逻辑和力量	
	现实中的变化：深呼吸频率明显减少，偶尔一天1～2次，愿意上学	

次数	具体内容	沙盘画面
第三次	表现：沙盘摆放全程没有出现深呼吸的表现；在沙盘摆放过程中，孩子很投入；摆完沙盘后能主动离开沙盘场景，讲述目前自己在学校的状态、在家里的状态及自己的想法和感受	见图5-27
	沙画形成： 两块草坪是战场，6个外星人和8只恐龙战斗，结果是两边都全死了	
	命名：恐龙与外星人的战斗	
	沙盘师的感受： 沙盘中呈现出绿植的生命力和内在能量；战斗结果的两败俱伤又呈现出忧郁和苦恼	
	现实中的变化：症状消失；在学校适应良好；家长意识到问题的症结所在，调整了与孩子的相处方式，加强了沟通环节	
第四次	表现：沙盘摆放全程没有出现深呼吸的表现	见图5-28
	沙画形成： 第一个场景——外星人侵略地球，"我"带领士兵对抗外星人，最终外星人全被消灭了，我们胜利了 第二个场景——恐龙经时光隧道来到这里，跟人类和外星人作战，恐龙被打败了，通过时光隧道回了远古时代，外星人也被消灭了，人类胜利了	
	命名：大决战	
	沙盘师的感受： 激烈战斗胜利后站在高处的定格场景，呈现出孩子对结果的自豪、对成功的渴望	
	现实中的变化：症状消失，学习生活恢复正常，跟父母的沟通增多，认识到对自己的要求过高，对期末考试没那么担心了	

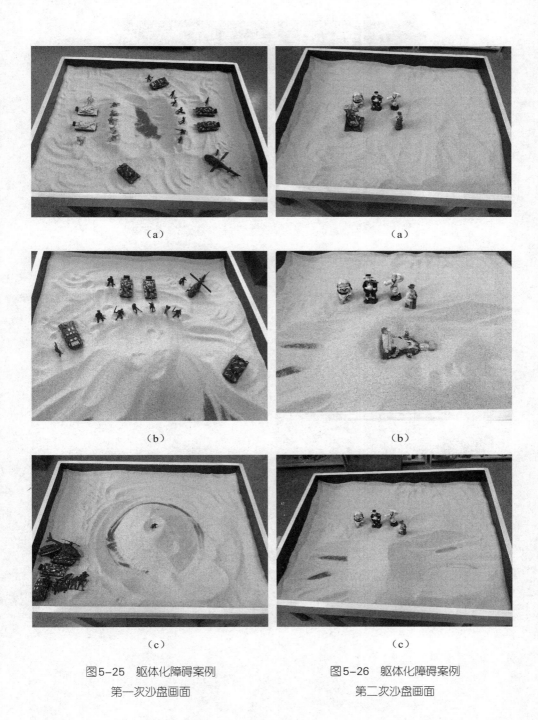

（a）   （a）

（b）   （b）

（c）   （c）

图5-25　躯体化障碍案例　　　　　图5-26　躯体化障碍案例
　　第一次沙盘画面　　　　　　　　　第二次沙盘画面

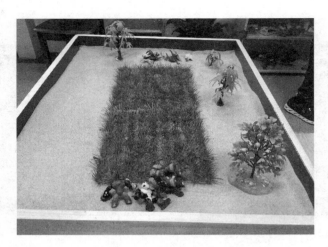

图5-27　躯体化障碍案例第三次沙盘画面

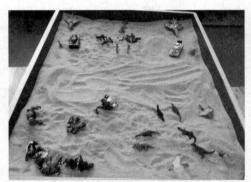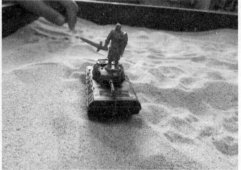

图5-28　躯体化障碍案例第四次沙盘画面

　　沙盘结束后，孩子在现实中的变化：气喘和胸闷的症状消失；学习生活恢复正常，能正常上学，在学校住校，适应良好；跟同学相处良好；家庭氛围有所改善，父母意识到对孩子的要求过高和控制，增强了跟孩子的沟通，调整了沟通方式，孩子也对自己的学习状态和方法有了新的认识，情绪状态较前明显平稳，对考试没那么紧张和害怕了。

第六章
沙盘心理技术在肿瘤性疾病中的应用

一、肿瘤患者心理与心理干预

（一）肿瘤性疾病概况

　　如前所述，心身疾病（包括躯体疾病过程中伴随或继发的心理障碍）是一大类发生、发展与心理、社会因素密切相关，以躯体症状表现为主的疾病。心身疾病可发生在身体的各个系统，细类及病种繁多，症状更是复杂多样。临床常见的心身疾病如原发性高血压、冠心病、胃溃疡、十二指肠溃疡以及肿瘤性疾病等。其中对患者生命健康影响最大的疾病当属肿瘤性疾病（本章特指恶性肿瘤性疾病）。目前在全国乃至全球范围内，恶性肿瘤性疾病与心脑血管疾病已成为发病率、死亡率最高的疾病。

　　现代医学将恶性肿瘤性疾病主要分为两大类：一类是癌，起源于上皮组织，在恶性肿瘤中最常见，如胃癌、肺癌、乳腺癌等；另一类是肉瘤，起源于间叶组织（结缔组织、脂肪组织、骨及软骨组织等），如骨肉瘤、纤维肉瘤、淋巴肉瘤等。另有少数恶性肿瘤不按上述原则命名。恶性肿瘤可发生于任何年龄、性别、种族的人群中。由于恶性肿瘤给人们的生命、健康带来的严重影响以及给社会医疗资源带来的巨大负担，现代医学一直没有停止过对肿瘤病因学的研究探索。尽管目前大多数恶性肿瘤的病因尚未完全明确，但一些与肿瘤发生有关的因素已较为明确，已知的因素中包括化学因素（各类化学致癌物质）、物理因素（主要是辐射）和生物因素（主要是病毒）等，以及免疫、激素、代谢、遗传等因素。心理、社会因素虽然尚未明确作为恶性肿瘤的致病因素，但越来越多临床研究提示，心理、社会因素与恶性肿瘤的发生有密切的关系。

（二）心理、社会因素与肿瘤性疾病

随着当今社会快速发展，社会竞争日益加剧，个人很难不受到源自工作、生活各个方面压力的影响。人在面对持续存在或过大的压力时，常常出现焦虑、抑郁、紧张和失眠等症状，也会伴随各种躯体症状的出现。如果一些压力源长期作用于心身就成为慢性应激，又没有及时得到有效的调节或干预，就可能在多种机制的作用下对人的免疫系统造成损伤，从而导致各种心身疾病，其中肿瘤性疾病就是心身疾病中的一大类严重疾病。

一方面，在肿瘤的发生过程中，心理应激导致机体产生大量的应激激素，并与肿瘤微环境中各类细胞上的激素受体结合，发挥各类病理生理作用（如诱导肿瘤微环境的增殖、抗凋亡、上皮间质转化、肿瘤细胞转移、血管生成和炎症；通过增加肿瘤细胞的特殊的酶诱导肿瘤细胞迁移从而导致恶性肿瘤细胞向淋巴和血管的转移）。此外，慢性应激还可直接或间接抑制多种免疫细胞的功能。现代医学认为，绝大多数肿瘤是在包括心理、社会因素在内的多种因素相互作用下发生、发展的，每一种肿瘤其发病因素各有不同或侧重。临床及流行病学研究提示，心理因素如应激、抑郁、焦虑等不良情绪会促进肿瘤发展。

另一方面，对患者而言，一旦明确肿瘤诊断，所面临的压力更加严峻。这些压力源于疾病对健康的打击、对生命的威胁、患者身体形象改变、治疗的副作用、家庭社会的功能受阻以及疾病的病耻感等，多重压力可能会给患者带来严重的心理冲击。此外，癌症患者的疼痛症状也是导致负性情绪的重要因素。研究结果显示，中重度癌痛患者发生抑郁的概率为80% ~ 90%，发生焦虑的概率为70% ~ 86%，均高于轻度癌痛患者的抑郁（28%）、焦虑（17%）情绪的发生。临床上常以心理痛苦来表示由多种原因引起的不愉快的情感和体验，这些体验可表现为脆弱、悲伤、害怕等正常的情绪反应，也可出现抑郁、焦虑、恐惧、社会孤立感等较严重的表现。这些不愉快的情感和体验，在一定程度上会干扰患者有效应对肿瘤躯体症状及抗癌治疗的能力。其机制可能涉及人体心理应激反应过程中的多种生理、病理过程，例如可通过对机体神经内分泌系统、免疫功能、肠道菌群、炎症和化疗耐药等机制影响肿瘤的发生、进展和治疗，从而影响疾病转归和预后。

（三）肿瘤患者的心理干预

由于情绪、心理状态会对肿瘤患者的生命质量以及疾病发展产生多重不利影响，因此，在采取积极有效的医疗措施的同时，有必要对患者的情绪状态和心理状态进行及时有效的心理干预。心理干预是指在心理学理论指导下，有计划、按步骤地对一定对象的心理活动、个性特征或心理问题施加影响，使之发生朝向预期目标变化的过程。心理干预的手段包括心理治疗、心理咨询、心理康复、心理危机干预等。选择哪一类干预手段，主要依据心理服务对象的实际需求，在医疗体系中，心理治疗是最主要的干预手段。

心理治疗是在治疗师与来访者建立良好关系的基础上，由经过专业训练的治疗师运用心理治疗的有关理论和技术，对来访者进行帮助的过程，其目的是激发和调动来访者改善现状的动机和潜能，以消除或缓解来访者的心理问题和障碍，促进其人格的成熟和发展。而心理咨询和心理治疗并没有本质的不同。在工作对象及心理问题类型上，心理咨询主要针对正常人的人际关系、职业、学业等问题，而心理治疗适用于某些心理障碍、行为障碍、心身疾病等。既往已有大量心理治疗应用于肿瘤患者的文献报道。这些应用在形式上包括个体心理治疗和团体心理治疗；在心理学流派或方法上包括认知行为疗法、积极关注疗法、正念减压治疗、放松疗法、家庭治疗、沙盘心理技术、音乐疗法、运动疗法、催眠疗法等；此外，中国传统医学也有其专门的心理治疗方法，如中医五行音乐疗法、情志疗法等。既往研究显示，不同的心理干预措施可以改善患者对肿瘤疾病的压力和焦虑反应，减少负面影响和社会干扰，从而改善患者治疗期间和治疗后的生命质量。心理治疗作为一种非药物治疗方法，具有无创、无毒副作用、低成本、低风险、适用范围广的特点，颇具优势。但由于目前专业心理治疗师、心理咨询师人员数量较少，基层医院尚未普及，即便在大型综合医院中，心理治疗、心理咨询工作的开展也受到各种因素的制约，远远不能满足临床的需求。此外，包括患者及家属在内的大众群体对心理治疗、心理咨询认识不足或存在一些认知误区和偏见，这些因素都不利于患者获得应有的心理治疗服务。

本章重点讲述沙盘心理技术在肿瘤患者心理干预中的应用。由于肿瘤性疾病的种类繁多，每一种特定的肿瘤性疾病除具肿瘤性疾病的共性之外，还有其特殊性，故某种特定肿瘤性疾病患病人群心理状况和心理干预策略、方法也相应地具有其共性与特性。因此，无论是了解肿瘤患者的心理状态，抑或是进行心理干预，都应该聚焦于具体某一类特定的肿瘤性疾病。

在各种恶性肿瘤中，乳腺癌与心理、社会因素关系较为密切。据世界卫生组织公布的数据，2020年女性乳腺癌发病率首次超过肺癌，成为全球最常见癌症；2020年中国有42万新发病例，且发病率也呈逐年上升的趋势。因此本章第二节将以乳腺癌为例，分别从乳腺癌疾病的心身医学视角、分析心理学视角以及沙盘心理技术心理干预的应用等方面加以阐述。

二、沙盘心理技术在乳腺癌患者中的应用

（一）乳腺癌患者概况

乳腺癌患者在经历患病、确诊、手术和放化疗等一系列事件过程中，会产生紧张、焦虑、恐惧，甚至悲观、抑郁等负性情绪。有研究认为引发患者负

性情绪的既有现实问题，也有不同程度的认知障碍，并伴随羞耻或病耻的心理体验。特别是乳腺癌的治疗，现阶段手术切除仍是主要的方法之一。在生命和完美的权衡之下，大多数女性乳腺癌患者不得不承受乳房全切之痛。且乳腺癌的治疗和康复也是一个艰难的过程，对患者身体和心理都是一次严峻的考验和挑战。要承受手术所致身体创伤、放化疗的副作用，还要承受乳房缺失、身体改变而衍生的各种心理问题和情绪困扰。在目前医疗资源相对不足、医疗行业尚没有真正进入生物－心理－社会医学模式的状况下，患者的心理服务需要较难得到满足。乳腺癌患者的年龄跨度可以长达五六十年，从花季少女到耄耋老妪，她们可能是家中的爱女、慈爱的母亲或祖母，也可能是社会各行各业的人才。因此她们的痛苦牵动的不再仅仅是个人，还有其身后的家庭、家族乃至整个社会的神经。她们无疑是一个亟需家庭和社会关注的群体。

（二）心身医学视角下的乳腺癌

心身疾病的重要特征是心理、社会因素在疾病的发生与发展过程中起重要作用。乳腺癌是一种常见的心身疾病，基于大量的临床观察和已有的研究结果，我们可从以下心身医学视角认识乳腺癌。

1.乳腺癌疾病具有较明确的心身疾病的特征

（1）乳腺癌疾病的发生及发展

乳腺癌患者大多在患病前相当长的时间里（数月至数年），往往伴有负性生活事件、人际关系困扰或一些不良生活方式（如主动或被动吸烟、生活不规律等）。此外，患者中的某些人格特征有一定的代表性，如追求完美、争强好胜、做事固执甚至偏执等。多数患者在较长的时间里伴有疲劳、睡眠和情绪问题或障碍。既往研究揭示，不良情绪可以通过作用于中枢神经系统，使神经递质代谢发生变化或紊乱，并与疲劳、睡眠问题所致的机体代谢紊乱共同导致机体免疫功能紊乱，不能维持自身内环境稳定。因此这些心理、社会相关的因素也可能与其他因素一起参与了乳腺癌疾病的发生、发展过程。

（2）乳腺癌疾病的治疗和康复

乳腺癌的治疗和康复过程对患者身心都是一次考验和挑战。特别是术后半年为化疗、放疗、靶向治疗等辅助治疗的密集期，大多数患者不仅要承受手术所致的乳房缺失、身体创伤以及放化疗所致的各种身体副作用，还要面对各种心理困扰，包括对死亡的恐惧，对未竟事宜的遗憾，对经济的担心，对疗效的不确定感，对复发转移的焦虑，因不良身体形象导致的病耻感以及对自我（形象）的否定，对夫妻关系、婚姻生活和未来的担忧等。或许对其中一些问题的忧虑也存在于她们未患病之前，但当恶疾不期而至，这些问题瞬间被启动、放大，成为心中的极大困扰。这些心理困扰又进而对患者的生命质量产生非常不利的影响。

2.乳腺癌疾病过程是一个身心交互影响的过程

通过临床观察和已有的研究结果，不难了解在乳腺癌疾病的发生、发展、治疗、康复的整个过程中，身体因素和心理因素并存，并且身体或心理其中一个因素发生变化，就可能会对另一个因素产生影响。例如，负性事件或恶劣的人际关系会导致个体产生情绪困扰并承受较大精神压力，继而影响其食欲、睡眠和身体免疫力；身体的变化如乳房缺损、功能受限（患侧上肢）、疼痛等，又可能导致患者产生焦虑、恐惧、抑郁等情绪状态，即所谓的身心交互影响作用。因此，应重视乳腺癌患者的心理辅助，为她们的心身康复提供必要的帮助。

（三）分析心理学视角下的乳腺癌

分析心理学是瑞士精神病学家、精神分析学派的代表人物卡尔·荣格在20世纪早期创立的，是荣格在弗洛伊德对人类无意识发现的基础上，根据自身体验以及对临床患者的大量观察、对各民族宗教神话的广泛研究之后提出来的探究人类心灵原始意象和深层结构的深度心理学。在荣格理论的心身疾病观念中，身体的症状是在象征性地表达着自我 – 自性连接的失调，也就是说，人们在表达自我时没有遵循内心深处那个真实自我，在社会化的道路上离自己应该走的路越行越远，才导致了心理通过身心症状来表达。如果这些症状能够通过积极想象等扩充性技术超越性转化为其他系统的表达，这种象征性表达也带来超越的可能。荣格在20世纪50年代曾接受了一次题为"情绪、无意识、人格因素如何影响我们的身体"的采访，他谈道，"很多心身疾病的证据能在癌症患者身上找到，你能发现总有围绕着如何处理这些（心身疾病）的问题，而这些问题都有可能导致这些心身疾病，每种疾病都伴随着心理因素，但应视具体情况而定，因人而异。心理医生能否恰当地从心理上治疗患者，会起到很大的帮助"。

1.乳腺癌患者的情结

基于临床观察和研究，可以发现乳腺癌患者多在发病前长期存在疲劳、睡眠问题和不良情绪等状况，且她们当中相当一部分人具有相近的人格特征，比如对自己要求过高、做事追求完美、争强好胜、固执己见等。在荣格分析心理学中，这种以某种观念为核心并富于情绪的人格特征称为情结。

情结一词最早是荣格在词语联想测验中发现的，认为情结是对意识造成了干扰的部分。在对神经症进行研究的过程中，荣格正式提出了情结理论。荣格用心灵（psyche）表示我们常说的心理，认为心灵作为一个整体是复杂而多变的，同时心灵又是一个人格结构，这个人格结构层次分明又相互作用。意识、个人无意识和集体无意识是心灵相互联系、相互作用的三个层次。个人无意识位于无意识的浅层部分，其内容包括个人生活中从意识境界被压抑下去的所有记忆、冲突、欲望以及模糊的直觉等。情结是人格结构中个人无意识的内容，是对意识产生干扰作用的那部分无意识内容。

如果以分析心理学视角看待和理解乳腺癌疾病的发生、发展过程，可以用情结理论来分析诠释：患者在完美主义的核心观念驱使下，惯于苛求自己，凡事力求尽善尽美，不愿接受瑕疵。常常可以听到来自乳腺癌患者这样的表述："我就是要比别人做得更好"，"今天即使加班、不睡觉也必须完成"，"我不能让别人说我不行"。她们通常以近乎严苛的态度处于达成一个又一个目标的过程中，既劳心又费力，还可能因此忽略了自己的生活规律。她们往往会忽视达成目标的必要性以及主客观条件是否适合，大有一种不达目的不甘休的意志。如果达到了自己的心理预期，心理得到暂时的满足，却可能以付出大量时间、精力甚至睡眠、健康为代价；如果未能达到自己的心理预期，还会产生挫败、羞耻的感受和紧张、焦虑的情绪，发脾气或生闷气等。这种以完美主义为核心观念的人格特征就是分析心理学意义上的完美主义情结（完美情结）。

荣格将情结比喻为一副毒剂，剂量大时，可使人致病，可能会因无法自我掌控感到痛苦，或导致社交、职业以及其他重要功能方面的损害。这种情况往往需要求助精神科医生。因此，DSM-Ⅴ将这种达到一定程度符合诊断标准的追求完美的心理特征或人格特质归类为强迫型人格障碍。而另一部分人在程度上较轻，只是有一种完美主义倾向，不致影响社会功能，属于正常人范畴。

在分析心理学视角下，这种完美情结下的行为表现，让患者长期的疲劳、睡眠和情绪问题难以得到缓解，并在多种致病因素的交互作用下，最终在机体免疫力下降甚至低下的状况下罹患恶疾。

2.乳腺癌患者的病耻感

罹患恶疾以及乳腺癌手术带来的身体缺陷会让一部分女性产生羞耻感（病耻感），进而自卑甚至自我攻击，出现明显的情绪问题或躯体化症状；心态的改变以及情绪不稳定又引发人际关系敏感和疏离，拒绝亲近甚至拒绝性行为。由于患者的身体状况、教育背景、所处环境以及经济条件等因素各不相同，其心理障碍类型也呈现出多样化，如焦虑、抑郁、自卑、恐惧、负罪感、适应障碍、认知障碍、创伤后应激障碍、性功能障碍、躯体化、强迫障碍、人际关系敏感、敌对、偏执及精神障碍等方面，部分患者可能同时存在多种心理障碍。临床也可以见到一些患者因疾病启动了创伤后成长，激发了较患病前更旺盛的生命活力。但更常见到的情形是情绪低落、伤感、怨恨、回避和退缩。

乳腺癌术后患者的病耻感有一个非常重要的因素是乳房缺失、身体变形产生的不良身体意象。所谓身体意象是个体后天成长过程中，受人际关系和社会文化因素影响而形成的对于自己身体外形、结构以及功能的感知觉及评价，并在自我观察及观察他人对自己身体反应的基础上得以建立。乳房作为女性的身体器官、性器官，以及女性、母性身份的象征，在人类发展漫长的历史中、在人们神秘或隐晦的想象中被赋予了丰富的、远远超出乳房实际意义的象征意义。聚结于乳房的意象，无论是在个人层面、在某一特定的群体层面，还是在人类精神遗传层面，都包含了丰富的意识内容和无意识内容。与有限的意识光明相比，无意识更像黑夜里浩瀚无际的海洋。一侧乳房缺失，身体从此残缺，此时患者意识相应地会出现一个身体意象，而她对这个身体意象的所思所想超出了残缺本身的意义，启动了心灵中和该意识内容相关的无意识内容的象征意义。这些关于乳房、身体的象征意义表达了无意识内容的含义——病耻感。相对意识层面意义简单的身体意象而言，其代表的象征意义的无意识更为重要，内容更为复杂多样，分别于个体、文化和集体三个层面上呈现。

如果这些关于乳房、身体的意象来自个体，其象征意义就在个人无意识层面，与患者成长过程中的情结有关，如完美情结。在完美情结强大的惯性之下，当身体以乳腺癌如此惨烈的方式发出抗议时，她们可能才意识到："怎么会这样？""为什么是我？""我做错了什么？"惊愕、悲伤、愤怒之后，开始安静下来思考和寻找答案。有的人归因于命运不济，有的人认为是他人他事使然，有的人浑然不知其故，还有的人开始反思：难道之前的生活方式或行为模式出了什么问题？然后再启动觉察、梳理、认识和改变自我之旅。

如果这些关于乳房、身体的意象来自个体所属群体之文化层面，其象征意义与该群体的文化无意识有关。中华传统文化历来不推崇以人体为审美对象，历代文风画品中也多以含蓄的玲珑小乳为女性乳房审美意象，即便以崇尚丰满著称的唐朝也如出一辙，宋代之后女性更是以束胸扁平为美。但中国人从古至今都十分注重身体的完整性，即所谓"身体发肤，受之父母，不敢毁伤，孝之始也"。因此在国人的文化意识或无意识中，一直都有崇尚、追求身体完整性的倾向。20世纪初，现代西方文化对国人产生了日渐深远的影响，其中包括文化意识与文化无意识，前者是理性、自觉的形态，后者是非理性、隐性的形态。而后者这种隐性的文化精神总是隐藏在意识的背后，影响和支配人的认识行为，故文化无意识的作用尤为重要。国人受西方文化浸染至今已逾百年，西方文化倡导女性身体解放，崇尚女性隆胸丰乳之自然美、曲线美等观念，早已悄然改变了中华女性审美观，被压抑的乳房得到了空前释放。在中华传统文化和现代西方文化的双重影响下，当今国人的文化无意识中自然也包含了中华传统文化之重视身体完整性和西方文化之崇尚丰满等观念。而乳腺癌手术所致的乳房缺失、身体残缺使现实与文化意识、无意识之间落差陡然拉大，加剧了患者的心理冲突。患者因感受到来自周围人群及社会文化源于对乳腺癌疾病的消极认知、歧视态度，继而引发自卑、羞耻的心理感受，即病耻感。

如果这些关于乳房、身体的意象来自人类共有的精神遗传，其象征意义与集体无意识的原型有关。如前所述，我们已了解到完美情结是乳腺癌患者群体的一个较鲜明的人格特征。荣格认为，每一种情结背后都有一个集体无意识原型。原型是荣格分析心理学的一个关于人类祖先经验积累的概念，即人类具有采取与自己祖先同样的方式来把握世界或作出反应的先天倾向，具体而言，即在涉及某种典型情境时，具有对此情境相同或相似的人类共有的先天反应倾向。从集体无意识层面理解，乳房意象的表达与女性原型息息相关。女性相关的原型中，以生殖崇拜为原始底蕴的文化源远流长，在世界文化历史中极具魅力又经久不衰。它直接或间接地出现在不同民族的神话传说里，具有跨地域、跨国度和跨文化的普遍意义。其中大母神原型是与所有女性连接十分紧密的原型，大母神丰乳肥臀的意象，代表着美、完美、神圣。在这种原型力量的驱动下，女性追求并崇尚这种完美的乳房意象，再将这种意象特征进一步扩展为希望自己成为完美的女人，苛求自己在各个方面都达到最好，苛求自己拥有完美的生活。具有完美内容的原型如同一个晶体内核，将与完美相关的个人经验吸附到一起，形成完美情结，使生活终究被完美主义笼罩和束缚。

不期而至的乳腺癌瞬间打破了女性对完美女人的幻象。乳房残缺带来了她们人生中最刺眼的不完美，在相当长的时间甚至终生都是挥之不去的痛。这种破坏极具杀伤力，以致女性在乳腺癌术后很长时间里抱有残缺的身体意象，产生强烈的病耻感，进而影响生活质量。但也正是由于面对这一危机，出现了让她们反观和反省自己的契机，得以及时从完美情结的掌控下止步转身。尽管乳房的完美意象与完美情结紧密关联，但原型不是静态的，原型具有寻求目标的属性，并跟随着生命周期在环境背景中展开。此时乳房的"残缺意象"成为对抗完美情结的武器，在女性被迫接纳乳房"残缺意象"的过程中，逐渐恢复被破坏的原型意象，从而转化完美情结。这一过程常常需要很长时间，需要专业的心理干预来帮助女性从被破坏的完美幻象中走出来，接纳女性原型的积极力量——容纳。容纳自身的不完美，也容纳他人的不完美。促使原型的积极力量对人的心灵和行为产生影响。而在沙盘游戏中，可以借由沙具来帮助女性重塑女性原型的意象，帮助她们汲取心灵能量，获得生命成长，开始一段有着重生意义的新生活。而身体上的这种明显的残缺，会一直提醒女性绕开那个完美情结，继续前行。

综上所述，乳腺癌术后患者的病耻感，是缘于乳房缺失产生的意识启动了与个体、文化以及心灵领域中更深层次的人类精神遗传相关的无意识，在身体意象的象征意义的引导下，让患者感知身体不完整、不完美的羞耻；感受到女性特征受损后不再被赋予想象、功能和意义后的一种负性心理体验状态，这种负性心理体验又对心身状态、生命质量产生不利影响。以分析心理学视角理解乳腺癌术后患者身体意象、病耻感的意义在于，可通过深度心理学工作方法（如沙盘游戏、积极想象、梦的分析）将乳腺癌患者身体意象及其相关联的无意识内容呈现给患者自己，使她们可以更多地感受和表达无意识，进而更深入地认识、改变和完善自己。

本章将以一位乳腺癌患者的个案为例，对乳腺癌患者的心理作深度分析。案例中的来访者由于完美情结的驱使，在力求工作、生活诸事完美的过程中产生了严重的身心困扰，长期存在焦虑情绪之后罹患乳腺癌，在接受医学治疗的同时开始了反思，萌生了寻求帮助以摆脱情绪困扰的愿望。从这一角度理解，情结也是来访者认识自己的线索。在本案例中，来访者通过沙盘一次次呈现了自己的问题，意识到自身存在完美情结，并对身体、生活和工作的诸多方面产生影响，意识到完美情结的形成过程。情结这条线索，贯穿了整个咨询过程，在沙盘师的陪伴下，帮助来访者更深入地看到自己、认识自己，意识到自己的身心状态和情绪问题是受到了完美情结的影响，应从完美情结咒语般的束缚中解脱出来。

（四）乳腺癌患者的心理困扰和心理干预

1.心理困扰

由于对心理健康和心身疾病认知不足或存在文化意识偏见，处于心理困扰中的乳腺癌患者通常会因躯体症状寻求帮助。如果不是因心身问题对生活质量和社会功能造成严重干扰，或住院治疗的过程中情绪问题被发现，她们很少会因为心理、情绪问题主动求助，或因病耻感不愿外露内心的困扰，或认为自己的问题自己扛，无须求助，或不知道可以寻求专业的心理工作者的帮助，也不知道从何了解。

女性一生中可发生乳腺癌的年龄跨度很大，发病年龄可以从碧玉、桃李之年一直到古稀、耄耋之年。由于临床治疗手段的日益进步，乳腺癌的生存率也在逐渐提高。据2018年《柳叶刀》上发表的全球癌症生存状况监测数据，2010 ~ 2014年间，我国的乳腺癌5年生存率达到83.2%。鉴于乳腺癌对女性心身健康的影响以及生存期长，在乳腺癌患者治疗及康复期开展心理状况研究以及心理干预的临床实践不仅非常必要，而且很有意义。这些年龄各异的乳腺癌患者，可能是成长中的爱女、操劳的母亲或正在颐养天年的祖母、曾祖母，也可能是曾经在或正在社会各行各业发挥作用的普通劳动者或人才精英。因此，她们的痛苦牵动的不再是个人，还有其身后家庭、家族乃至整个社会的神经。无疑，她们是一个亟需家庭和社会关注的群体，除医疗、护理方面的帮助外，她们也亟待心理和社会方面的帮助，如心理辅导、心理治疗等心理干预，亟待在社会各方的关心支持下融入社会组织、参与社会活动。

目前国内医疗资源相对不足，医疗行业尚没有真正进入生物－心理－社会医学模式，这是医疗行业的现状，整体上患者存在的心理问题较难获得足够的关注与支持。尽管目前医疗行业在重视患者人文关怀方面已经开始有了一定的进步，但与满足临床需要之间的差距仍然较大。

2.心理干预

在乳腺癌的心理干预方面，尽管国内外近年都有许多关于乳腺癌心理干预的文献报道，但作为乳腺癌综合治疗策略的重要环节心理干预，尚未形成自成体系的心理疗法。目前已有针对乳腺癌患者的心理干预，是在现代心理学心理干预方法的基础上，根据患者自身的特点，选择某种干预方式或结合几种干预方式开展的。

① 干预方法从形式上分为个体心理干预、团体心理干预、家庭心理干预、生活及行为方式干预。

个体心理干预即一对一方式的心理干预。优点是实施比较方便，不受场地限制，能最大程度地保护患者隐私；缺点是耗费的人力和时间成本较大，针对家庭关系问题的效果有限。研究显示，一对一方式适用于探索患者意识与无意识中的内在心理逻辑，并让患者看见自己的心理与行为之间的联系，激发自我成长的动力。

团体心理干预即小组或集体的心理干预方式，有利于患者之间的互动、共享，时间和精力发挥的效能较大。但组织受时间、地点的限制，不利于隐私的保护。研究结果显示，团体干预的方式能有效改善乳腺癌患者的生活质量状况，但需要经过一段时间后其效果才会发挥出来。团体干预具有较多的疗效因子，如在团体中发现自己的问题并非个人独有而是具有普遍性、宣泄情绪、沟通信息、人际相互学习和仿效等诸多优势，越来越受到重视。

家庭心理干预即将家庭作为一个小组的干预方法，针对性地解决由家庭问题所引起的困扰。临床上可以观察到相当一部分乳腺癌患者的心理问题与家庭中的人际困扰有关，对这类患者的心理干预应把解决问题的焦点放在导致问题形成的相关家庭成员之间的人际关系上，才可能有针对性地解决实质问题。

生活及行为方式干预主要针对有不良生活习惯如吸烟、缺乏运动等状况的患者，作为辅助治疗的一部分内容。目前行为方式已成为一个主要的致病因素，不同研究显示，因生活及行为方式因素相关疾病的死因占全部死因的比例从超过三分之一到接近一半不等。因此，生活和行为方式干预非常重要，还可以起到防病于未然的作用。

② 干预方法从内容上分为认知行为干预、内观减压疗法、书写表达心理干预、沙盘游戏干预。

认知行为干预是在肿瘤的治疗期和生存期，促使癌症患者相信自己可以通过改变思想、信念、态度，以及增加一些应用技能，来应对和减少治疗疾病过程中可能出现的心理症状。目前在临床中广泛应用的三大干预措施分别是认知干预、行为干预和心理教育。认知干预是识别和修饰消极的想法、信念和期望（Kwekkeboom，2010）；行为干预旨在增加适应性行为，减少不适应行为，为患者提供新的环境以调动和增强积极行为；心理教育通过帮助患者和家属理解掌握所患疾病与治疗相关知识，来促使他们更好地应对疾病。目前认知行为疗法中，认知行为压力管理是最常见的方法，形式为小组干预，内容包括放松训练和应对技巧训练。国外学者如Antoni（2006）、Stagl（2015）、Pat-Horenczyk（2015）等都曾将认知行为疗法用于乳腺癌患者的心理干预中，内容涉及认知调节、人际关系调节、情绪管理和放松训练等方面，这些研究结果均表现出较好的治疗效果，并且效果持久。认知行为疗法作为一种通过目标导向和系统化的程序，以解决乳腺癌患者心理问题的心理治疗方法，应受到重视。

内观减压疗法中，内观指的是对当下的每一个瞬间或念头予以关注，关注身心的感受，并不加以主观评判的一种状态。内观从东方宗教中的冥想发源，Jon Kabat-Zinn于1979年把内观的概念引入西方，并研发出内观减压训练。内观减压训练是在系统的内观训练的基础之上，对情绪进行管理，以期减少或消除身心压力的一种综合性干预方式（余媚，2012）。张佳媛（2015）对64名乳腺癌患者进行了为期6周、每周1次的内观减压训练，该研究表明，内观减压训练能有效降低乳腺癌患者的心理压力水平。内观减压疗法作为以内观禅修处理压力、疼痛和疾病带来的不适以及不良情绪的方法，可以帮助患者缓解压力，改善上述状况，越来越多地在临床上得以应用。

书写表达心理干预是通过书写的方式表达个人的经历与感受，促进身心健康的一种心理干预方法。最早由彭尼贝克（James W.Pennebaker）和北奥（Sandra Beall）研发，继而经过书写表达实验之后，作为心理干预方法广泛应用于医院、学校、家庭。研究结果显示，由于操作相对简便，书写表达心理干预方式是一种人们更倾向和愿意接受的心理干预方法。书写表达心理干预对身心健康有显著的促进作用，应向适合的干预对象推荐。

沙盘游戏干预是本书重点阐述的心理干预方法。国内文献中关于癌症患者沙盘游戏干预的研究报道较少。其中包括对消化道癌症、头颈部恶性肿瘤、卵巢癌等癌症患者的癌因性疲乏、焦虑、抑郁等不良情绪、应对方式以及生活质量影响的研究。结果提示，沙盘游戏干预可显著改善癌症患者的心理状况及生活质量，提高患者满意度。沙盘游戏疗法对临终肿瘤患者癌因性疲乏的减轻或缓解有一定效果，有助于提高患者的生活质量，减少患者焦虑、抑郁评分，改善生理状况、社会或家庭状况、情感和功能状况。尽管临床发表的文献还不多，但在临床实践中的应用却方兴未艾。

本节仅以乳腺癌作为心身疾病的一个特例加以分析，但更多的心身疾病患者的心理健康状况都需要被关注。即使那些尚未诊断为心身疾病的人群的心身状况其实也不足够健康。2023年2月，2022版"心理健康蓝皮书"《中国国民心理健康发展报告（2021～2022）》正式发布，对2022年国民心理健康现状与趋势、心理健康服务需求状况进行了调查与分析。结果显示，各区域人群抑郁风险检出率为10.6%，其中18～24岁年龄组的抑郁风险检出率高达24.1%，显著高于其他年龄组；25～34岁年龄组的抑郁风险检出率为12.3%，显著低于18～24岁年龄组，但显著高于35岁及以上各年龄组。焦虑风险检出率为15.8%，年龄差异也呈现类似趋势。如果这种情形不予以及时干预和治疗，不仅对患者自身的身心状况、生活质量产生消极作用，也可能给他们的人际关系、学习或工作造成不利影响，不利于和谐社会的构建。因此，需要包括医疗、心理、社会等多种形式的干预、治疗和服务来加以改善。

（五）沙盘心理技术运用于乳腺癌患者的治疗方式

一直以来，在心理治疗能否延长癌症患者生存期问题上存在着争议。但心理治疗可以有效改善乳腺癌患者的情绪和提高生活质量已被国内外多个研究证实。对癌症患者进行心理干预，符合生物－心理－社会现代医学模式的理论原则，充分调动个人的主观心理过程，即期望、思维、推理、信念等对行为的主导作用。这个领域有待更多的实践、探索。本书聚焦于沙盘游戏干预的方式，以期在沙盘师和来访者共同营造的自由、安全、受保护的空间中，开启患者的自我探索之路，从身心紧密连接的角度了解疾病之于人的意义，以及从中获得启示。

1. 个体沙盘

本节讨论的个体沙盘特指成人来访者一对一沙盘。在个体沙盘开始之前，首先应对来访者做一个基本了解，包括年龄、职业、教育背景、重要他人和家庭情况、个人成长情况、希望通过心理干预达到的目标等；其次还应对来访者所患心身疾病有基本了解，包括如何患病、所患心身疾病的具体名称、该心身疾病的病因、症状、治疗、转归以及目前来访者处于疾病过程中的阶段和治疗情况，并对其心身状况有一个基本评估；通过介绍，在来访者愿意接受沙盘心理技术方式的前提下签署心理干预协议，商定治疗的时间、地点以及频次。

个体沙盘操作流程包括：① 准备；② 接待；③ 开展沙盘工作（狭义沙盘心理技术）；④ 拍照；⑤ 拆除沙具；⑥ 记录与整理；⑦ 反思、觉察与督导。

2. 团体沙盘

本节讨论的团体沙盘特指成人团体。团体组织者最好依托一个工作平台，例如医院的心理科、患者服务中心或医务社工中心等科室，或康复学协会、某类疾病患者的社团组织，由专职的沙盘师在临床科室医生、护士以及医务社工等的配合下开展患者团体的组织工作。这类工作平台具有公信度，有利于患者团体的组织。

在组织患者团体之前，应该对参与团体的患者的整体情况有比较明确的了解，例如疾病的类别、患者的心身状况、开展团体辅导要解决的问题。另外，还要考虑患者团体中成员的精神状态、个性特点、经济状况以及教育背景等因素，要考虑太过显著的差别影响团体辅导效果的可能性。

以乳腺癌患者团体为例，如果团体活动的参与者是住院患者，沙盘师最好能与病房的医生、护士建立联系，在沙盘师尚未与患者建立信任的情况下，由患者信任的医生、护士向患者建议参与团体活动；活动须在医院内进行，同时要考虑时间因素，住院患者方便参与团体活动的时间通常在当天的检查、治疗结束之后，一般是在下午4点以后；活动拟在工作时间进行，患者如有任何不适可及时寻求经治医生、责任护士的帮助。未住院的患者团体可事先商定适宜的时间、场所；如果是多次的中长程团体而非一次性体验式团体，要对成员说明团体是封闭的，中途不可临时加入事先分好的小组或交换小组。

团体沙盘工作流程以一个8 ~ 12次的团体沙盘工作流程为例：

① 第1次：破冰、分组与团队建设；沙盘基本要素体验——摸沙体验。

② 第2次：沙盘基本要素体验——沙具体验。

③ 第3次：无主题沙盘操作1 ~ 2次。

④ 第4 ~ 5次：主题沙盘——感受自我（童年记忆、家的记忆）。

⑤ 第6 ~ 7次：主题沙盘——感受压力、释放压力、应对压力。

⑥ 第8次：主题沙盘——感恩。

⑦ 第9 ~ 11次：主题沙盘——积极心理品质。

⑧ 第12次：主题沙盘——畅享未来。

三、案例分析

1.个体沙盘案例

（1）来访者

女性，乳腺癌术后一年，本个案中以H代表来访者。

（2）地点

某医院心理治疗室（沙盘、沙具）。

（3）心理治疗计划实施

来访者乳腺癌术后经过近一年的治疗和康复，已开始上班工作。计划每周一次咨询。在咨询持续的7个月间，除咨访双方因故临时取消外，基本保持每周一次咨询，每次50分钟，共18次，其中初始访谈和结束访谈各1次，语言工作3次，沙盘工作13次。

（4）个案基本资料

来访者H，女性，年龄30岁，汉族，无宗教信仰，本科学历，某培训机构培训师。已婚，丈夫是公司职员，育有一子4岁。乳腺癌术后一年（患侧乳房全切）。

H对自己要求较高，学业和工作都很认真。在原生家庭中排行第二，有一个哥哥。H从小到大与母亲关系融洽，对父母关系和父女关系未提及。儿子出生后，H母亲与公婆都过来与他们同住，之后家庭矛盾日渐突出、升级，夫妻关系陷入低谷。连续几年一直有情绪困扰，加之工作压力大，常因为工作或家事焦虑不安，影响休息和睡眠，感觉心身俱疲。一年前确诊乳腺癌后接受了患侧乳房全切术。住院复查时了解到科研招募被试，主动求助，希望通过心理干预改善自己的情绪状态。

（5）初始评估情况

① 沙盘师评估：H端庄大方，举止得体，态度谦和，情绪平稳，思路清晰，

语言表达准确、流畅；交谈过程中多次触发伤感情绪流泪；精力状况略弱、有些倦怠。

② 来访者评估：经常为工作和生活中的各种事情焦虑，焦虑情绪会影响休息和睡眠；精力和体力都较以前弱，常感疲惫。

（6）沙盘工作过程

沙盘师为来访者创造安全、自由、受保护的空间，可以保障来访者自由无阻地在沙盘中建构自己的"世界"，来访者可使用沙子进行创作，也可用沙具构建。为了让来访者情绪稳定下来，通常在沙盘游戏开始前让来访者闭目抚沙放松2～3分钟后再开始沙盘游戏。在来访者选沙具、做沙盘的过程中，沙盘师坐于沙盘旁不远处，认真观察来访者从抚沙、选沙具到摆放沙具的所有过程。当来访者的操作完成之后，沙盘师就其在沙盘中的操作开始提问和讨论，但不对沙盘中各个沙具的象征意义做出解释，更多地让来访者自己来感受沙盘。整个沙盘游戏过程遵循无意识水平的工作、象征性的分析原理、游戏的治疗意义、共情的治愈作用、感应与转化等沙盘游戏工作原则，尽可能为来访者创造一个能呈现、整合内心真实世界并进行治疗的氛围和条件。

（7）治疗过程与结果

整个治疗过程大致分为呈现、分析、结束三个阶段，三个阶段的内容互有重叠。这里选择其中有代表意义的沙盘进行介绍。

① 呈现阶段：呈现阶段包括初始访谈、初始沙盘及沙盘干预。这一阶段需要收集来访者一般资料、在沙盘游戏过程中呈现来访者问题、明确咨询目标、建立咨访关系。

初始沙盘：H描述她喜欢沙盘营造的环境，感到温馨、和谐。在被问及她对画面的感受时说，画面里没有丈夫，此时不愿让他进入这个画面。然后讲述了自己和丈夫的相识以及后来发生的故事，讲述了家庭矛盾的由来和自己内心的纠结、烦恼。初始沙盘呈现出H最大的心理困扰——夫妻关系、家庭关系（图6-1、图6-2）（本节所有沙盘图片都是来访者视角）。

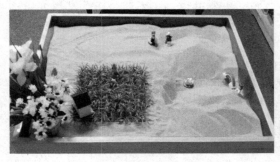 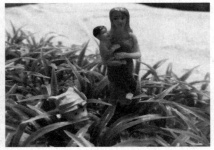

图6-1 初始沙盘航拍图　　　　　图6-2 初始沙盘航拍图局部

第三次沙盘：沙盘画面中央的小女孩是H自己，背对着教学楼，感觉身心疲惫不想面对工作。画面里的立柱高台代表H内心对自己当下状态的不满，她希望自己能像这个高台一样，站得高、看得远，不再为眼前一些事情困扰。第三次的沙盘画面代表H当时的身心状态（图6-3、图6-4）。

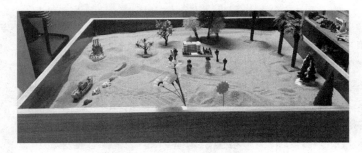

图6-3　第三次沙盘航拍图

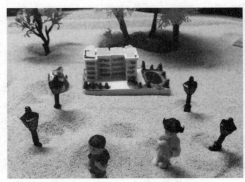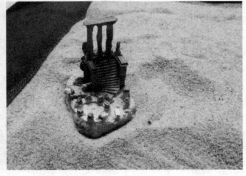

图6-4　第三次沙盘航拍图局部

第四次沙盘：H从一个成年人打小孩的沙具说到童年时期父亲对家人的家暴，以及整个童年生活中压抑、愤怒、恐惧的感受。第四次沙盘画面呈现了童年时期父亲家暴留下的心理阴影（图6-5）。

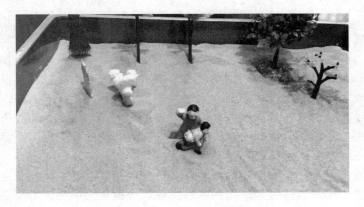

图6-5　第四次沙盘航拍图局部

呈现阶段小结：此阶段每一次沙盘工作过程中，某个画面或1～2件沙具，会引发H的回忆、联想和感受。经过6次咨询，对H的问题有了初步的了解，归纳如下。

求助原因：H遇事容易纠结，常引发焦虑不安的情绪，影响休息和睡眠，遇事反复思来想去，焦虑不安，希望寻求心理帮助。

个性特征：对自己要求较高，做事追求完美（完美情结），一旦自己或他人的表现达不到内心的要求，容易产生不良情绪的困扰。

人际关系：儿子出生之后家庭关系变得复杂起来，冲突、矛盾不断升级，H与丈夫的感情也陷入危机。

原生家庭影响：母亲温良恭俭、乐善好施。遇事总是主动承揽责任，克己礼让。在教育子女方面也是同样的观念。童年时期，H觉得母亲的想法、做法都是对的，她应该以母亲为榜样，任劳任怨。但现在认为母亲的做法过于隐忍且无原则，有时会产生逆反心理。总的来说，H认为母亲带给她的影响当中，积极的影响占了主导。

父亲应没有给她留下多少温暖的回忆。倒是清楚记得自己小时候挨打的次数和挨打的原因。随着她和哥哥长大，过去的家庭模式已不复存在。但过去那些令人伤感的情境仍然清晰地留存在回忆里，心里的伤痛还在。

罹患乳腺癌：孩子出生后的三四年里，H被家庭矛盾弄得心烦意乱，加之工作压力也比较大，在心力交瘁状态下被确诊患乳腺癌。

来访者反思：H说这是第一次有机会一桩桩梳理自己的过往经历，随着沙盘师的一次次提问，开始反思和觉察自己，才意识到也许真的是自己出了些问题。

沙盘师分析：H童年时期因父亲家暴缺乏安全感，同时也受母亲温良恭俭、任劳任怨行为的影响，逐渐形成了完美主义情结。体现在学业上，从中学到研究生阶段一直品学兼优；体现在工作中，把每一件工作做到无可挑剔；体现在家庭关系中，尽自己最大的努力照顾到所有人的需要。内心似有一把完美的标尺，随时测量自己，也测量他人。每当意识到达不到心目中的刻度时，即现实与理想有了落差，就容易心生困扰，产生焦虑不安的情绪。

由于在原生家庭中缺少来自父亲的爱，因此对包容、理解、尊重等爱的需求很强烈。H初识丈夫时，在他身上发现了父亲身上没有的特质，如亲和、活泼、轻松、有趣，觉得很难得，把这段情感看得弥足珍贵，以至于忽略了其他方面的弱点。孩子的出生让家庭的人际关系突然变得复杂起来，在人际关系的矛盾冲突中，他们开始认识到原来彼此没有了解的那些方面，与过去以为的相去甚远。失望、愤怒、争吵使夫妻关系陷入低谷，其他的家庭成员参与其中也构成相互干扰，并持续数年的时间。

确定咨询目标：根据呈现的问题，与H一起回顾沙盘中和完美主义情结相关联的线索，梳理这些线索之间的联系，使她理解自己的完美主义情结可能的形成原因以及在她的生活具体事例中的体现。与H共同议定咨询目标为认识自己（完美主义情结），尝试改变，避免被他人他事困扰和焦虑不安的情绪，改善心身状态。

　② 分析阶段（第n～16次咨询）：本阶段前期，在继续呈现问题的同时，沙盘师注意引导H对问题模式的认识，并在问题的形成与呈现之间建立联系；后期鼓励H将前两个阶段获得的领悟用于现实的具体事例中，尝试改变。沙盘为来访者寻找和呈现自身问题提供了素材和线索，现选取其中部分沙盘记录。

　第五次沙盘：沙盘画面里出现了白雪公主和七个小矮人，这是H小时候喜欢的童话故事。她说喜欢白雪公主的美丽、善良、正直。在体会沙盘带来的感受时，H联想到自己平时审视他人他事时，似乎也以白雪公主这样一个姿态，遇到不喜欢的人或事情时，会因为对这些人或事的不满而产生不良情绪，并从表情、语言和身体行为方面表现出对他人的不接纳、不认可。其实他人的不完美和自己有什么关系呢？那自己为什么又要在意，甚至生气呢？感觉自己好像没有什么道理。第五次沙盘中来访者从画面中觉察到自己为人处世的模式，开始反思自己（图6-6）。

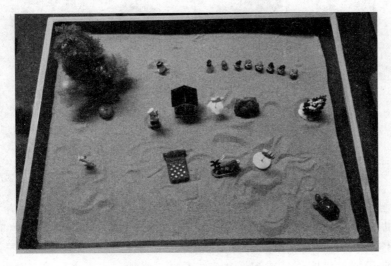

图6-6　第五次沙盘航拍图

　第六次沙盘：这是一个以家庭为背景的沙盘画面。H说特别希望一家人无忧无虑地生活，母亲健康长寿，哥哥生活美满，大家一切都顺利。画面中的这个加油站代表自己精神和物质方面的需要，近期母亲生病、哥哥结婚都需要钱，可是自己能力有限，力不从心，帮不上忙，心里非常难受、自责。沙盘师问她是否只有在万事如意的情形下才能心安不焦虑，H沉默不语。

　沙盘师与H一起梳理分析了那些让H焦虑的事情，包括家里的、工作的，发现很多的事情其实都是她一己之力无法决定的。H说，也许自己的问题可能真的不都是别人的问题、客观环境的问题，自己的问题很可能就是自己找来的、自己加工的。沙盘师建议H把上述问题作为一个思考作业，在生活和工作中遇到事情时尝试用这样的视角来看待和梳理问题。

H说画面里济公悬壶济世，佛祖普度众生。虽然知道很多事情自己无法左右，但还是希望寄托神灵的佑护。觉得做好事会获得回报，困惑为什么这些不好的事情会降临到自己和母亲身上。从这两个沙具开始叙述自己和母亲前后患病的经历，谈到自己和母亲患病过程中的感受以及悲伤、恐惧的情绪状态。在互动的过程中，H说结合自己患病的情况，很认同沙盘师身体呈现心灵、身心合一的理念，认为如果不是长期心理压抑，身体不会出现这么严重的状况。在身体发病过程中，也许有别人的原因，但自身的原因可能会更大（图6-7）。

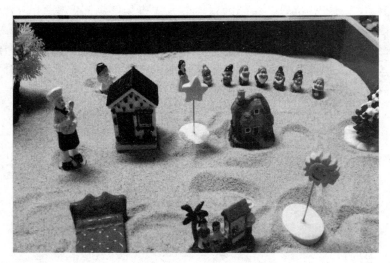

图6-7　第六次沙盘航拍图局部

第七次沙盘：H说画面里表情有些衰弱的兔头沙具代表自己目前的健康状态，近期因为工作繁忙压力大，睡眠不好，状态较差。在沙盘师提议下，H把近期工作中所有问题列出来逐一讨论之后，发现自己又回到先前的思维模式，就是为自己能力范围以外的事情焦虑、烦恼。H说过去很多焦虑产生的原因就是分不清楚哪些是自己的事，哪些是别人的事，常常思虑别人的事，然后觉察到在这点上自己和母亲的习惯很相像。

H说沙盘画面左边的一个沙具是一扇敞开的宅门，代表一种希望，即心是敞开的。沙盘师问："那你感觉心里有什么地方不够敞开吗？"H说："总感觉我的领导对我和别人不一样，她常常表扬其他同事，却很少表扬我。"咨访双方从这个问题入手，层层深入分析，H意识到自己的担心背后还是缺乏安全感，内心不自信，在意领导的评价，担心领导不够认同自己，担心对自己的发展不利，却没有意识到首先自己就没有认同自己，转而希望别人认同自己。然后H说："好奇怪，我现在没有焦虑的感觉了。"（图6-8、图6-9）

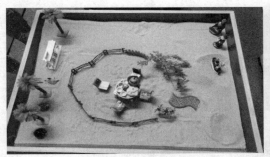
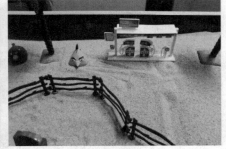

图6-8　第七次沙盘航拍图　　　　　　　图6-9　第七次沙盘航拍图局部

第十次沙盘：

本次沙盘的中心议题是沙盘画面里面的孩子。H从孩子近来经常说出一些打打杀杀的话产生了一些担忧，谈及这几年夫妻矛盾、家庭不和给孩子成长带来的不利影响。沙盘师与H一起对整个事情进行了梳理、讨论。H意识到她和丈夫起初的和谐、默契不够真实，双方都在努力呈现自己好的一面，都带着从各自原生家庭形成的行为方式走进婚姻，矛盾一开始就存在，只是没有显现或觉察。作为孩子的原生父母，他们夫妻关系的长期不和，会让孩子缺乏安全感。H意识到当下孩子问题的解决取决于夫妻关系问题，而夫妻关系问题又与自己内心的和谐密切相关（图6-10）。

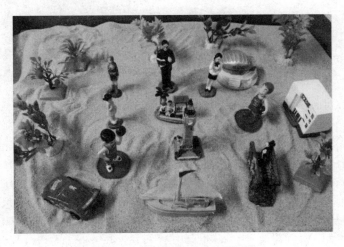

图6-10　第十次沙盘航拍图局部

第十二次沙盘：H说看到这个画面感觉到生活中有很多限制，总是不能做些随心所欲的事情。有的同事有一点小病小痛都会设法让周围人都知道，希望求得周围人的帮助，而她不行。经历了这么大的病痛都不会在同事面前表现出衰弱的样子，即使再累，也要呈现出特别阳光、积极的一面。沙盘师问："你感觉这个限制是谁给你设的？"H说是自己设的，还是在意别人怎么看自己，担心给别人留下不佳的印象，因为自己心里都不接受那个衰弱的自己（图6-11、图6-12）。

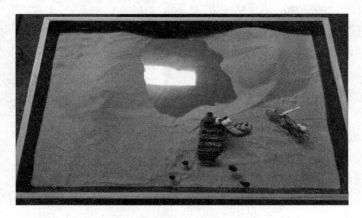

图6-11　第十二次沙盘航拍图

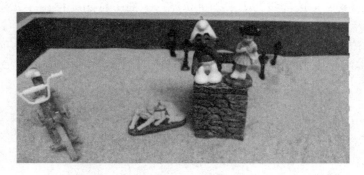

图6-12　第十二次沙盘航拍图局部

第十三次沙盘：沙盘里的沙具代表H和丈夫各抱着一个孩子，站在家门前的花园里。H说最近认识的一个病友的突然离世引发了她的深度焦虑，感觉内心烦乱没有头绪。沙盘师让H用心感受一下眼前的沙具，特别是那个代表自己的沙具，闭目让自己安静下来，想象一下沙具表达什么以及自己内心的体验和感受。首先她想到了生命无常，感觉到悲哀，不敢想象以后发生的一切，认为自己接受不了。看到代表自己的沙具她想到手术后身体的完美被破坏了，内心感受到挫败、自卑。也由此回想起自己在人际交往中表现出的敏感、多虑以及因此产生的不良情绪，感觉这些情绪也和身体的状态有相当大的关系。还想到目前她和丈夫的关系困境，进退两难。

沙盘师就H想象过程中涉及的话题以提问的方式一一与她进行了沟通和交流。在与沙盘师一起梳理的过程中H意识到，形成她和丈夫关系现状的原因和他们两人各自的思维、行为习惯迥异有关，而这又和他们各自童年所受到的家庭影响有关。她特别体会到自己的安全感不足、不自信、追求完美可以溯源到童年家庭阴影。H说现在应该好好思考应该如何改变自己、从哪些方面开始改变的问题了（图6-13）。

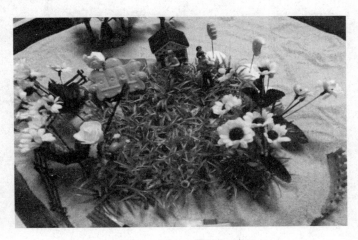

图6-13　第十三次沙盘航拍图局部

第十五次沙盘：沙盘画面摆放了一个女性沙具，身穿红色连衣裙，手拿麦克风唱歌，H说这是自己的一位病友，聪明能干，但别人做事她都看不上。透过这个沙具形象，H说看到了以前的自己，但现在自己已经有了一些变化。例如遇到原来忍不住要去批评、责备的事情，现在会换一个角度思考他人这样做的原因，必要时也不对他人作分析、评判，而让其去体会、感受，并相信他人会有自己的解决办法。H觉得自己能接纳的东西多起来了（图6-14）。

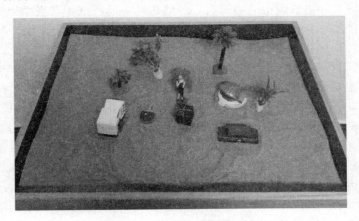

图6-14　第十五次沙盘航拍图

第十六次沙盘：H说这个画面让自己内心感觉很宁静。最有感觉的沙具是扫帚和垃圾桶，感觉自己有能力清扫自己心灵里的垃圾了。可以在嘈杂纷乱的环境里安静下来学习和提升自己。这宁静是自己克服了焦虑情绪后的宁静。目前供职的培训机构由于多方原因导致人心涣散，几乎每天都有离职的消息。自己已然可以做到不受别人的影响，安心做自己该做的事情（图6-15）。

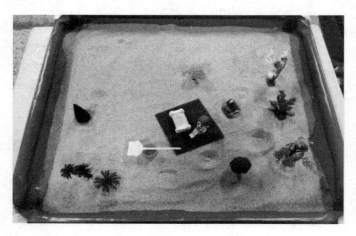

图6-15 第十六次沙盘航拍图

分析阶段总结：每一次沙盘工作，沙盘师都会沿着来访者提供的问题线索，引导、帮助来访者建立问题之间的联系。通过一次次呈现、联系，让来访者越来越清晰地看到未知的自己，并在来访者需要时提供一些方法供其参考。多次引导来访者从问题线索中认识自己完美情结形成的脉络，厘清情绪背后的内在心理需求。在这个过程中使来访者逐步认识到，如此之多看似没有头绪的现象，深究其因，其实大体都围绕一条主线，就是内心的不安、不足，以及力求通过做好每件事情获得内心满足。形成这种心理特征的客观原因和主观因素都有，但自己的主观因素更为重要，起决定性作用。

随着咨询的推进和围绕完美主义情结为主线索的呈现、讨论，来访者初步认识到，自己在童年经历的创伤影响下，被尊重、理解和爱的需求没有被满足，希望通过做得更好来获得父母的善待，逐渐形成了追求完美的人格特质——完美情结，之后不断对自己高要求，用完美的标准衡量自己以及周围的人和事，在工作质量和工作标准上层层加码、精益求精，在家庭中总是更多地承担责任。当现实和期望存在差距导致目标难以达到时，就会产生疲惫不堪的感觉和内心焦虑情绪，长期处于这种状态，直至身体出现严重疾病。来访者意识到很多问题的产生源于对自己缺乏正确的认识，在咨询中来访者开始从具体的事例中反省。针对来访者获得的领悟，沙盘师每次都予以及时回应，与她探讨并鼓励她在现实具体事例中尝试改变。

③ 结束阶段（第17～18次咨询）：沙盘师与来访者一起讨论和总结前期在咨询过程中的领悟、收获和进步，使她意识到自己的成长，评估沙盘游戏干预效果，结束咨询。

（8）结束时的评估、总结

① 沙盘师评估：来访者善于从沙盘师的提问中觉察反思，并与现实生活中的事物进行联系，也能及时调整自己的处事方式，变化较明显；相比咨询之前，低落的情绪状态有了一定改善，也变得更活泼自信了。

② 来访者评估：相比咨询之前，建立了一个习惯，遇事会先冷静考虑一下这件事和自己是否真正有关系，尝试厘清关系，再考虑自己在其中有什么问题，如是不是安全感不足下完美情结在作祟，经过一番思考以后再做判断和决定；感觉焦虑不安的时候明显减少，情绪状态有了不少改善。

③ 沙盘游戏干预效果总结：经过近半年的咨询及一次次沙盘中的呈现、整合，帮助来访者从乳腺癌术后身体残缺的情绪困扰中看到了对自己心理造成干扰的情结——完美情结以及情结形成的线索，同时也通过女性身体意象（沙具）一次次在沙盘中的呈现看到了来访者心理转化的迹象。例如，从初始沙盘呈现的来访者因身体残缺所致心身痛苦的女性沙具，到第三次沙盘呈现的来访者心身俱疲状态的女性沙具，到第五次沙盘呈现的来访者完美理想与现实缺憾之间巨大落差的白雪公主形象的沙具，到第十次沙盘呈现的可以暂时放下自己的问题、充满母亲角色心理能量的一个亭亭玉立的职业女性形象的沙具，到第十三次沙盘呈现的来访者经过意识和无意识沟通整合开始向内审视自己的女性沙具，到第十五次呈现的来访者已处在认识和改变自己进程之中的女歌手沙具，再到最后一次呈现的来访者已能排除干扰，让自己安静下来专注做事的读书女性沙具。

纵观上述沙具代表的女性身体意象，可以感受到随着咨询的逐渐深入，来访者经过了一个从发现问题、梳理问题、认识问题到解决问题的将无意识意识化的过程，并在此过程中开始了心理转化，使认识自己、调整自己、改变自己、完善自己成为可能。个案结束时来访者自觉焦虑不安情绪明显改善，与沙盘师观察的情况一致，基本达到咨询目标。

2. 团体沙盘案例

（1）团体沙盘体验活动

团体沙盘体验活动的组织目的主要是让参与者了解沙盘团体的工作形式，同时也兼有简易工作坊的功用，对于乳腺癌患者也是相对比较容易组织的团体形式。通过社区、社团，如病友之家、医院医务社工中心、病区护理站招募、推荐来组成乳腺癌术后患者团体。具体介绍如下。

地点为某省肿瘤专科医院医务社工中心。由乳腺中心病区护士站组织形成乳腺癌术后患者团体，人数7人，组成一个小组，共用一个沙盘。体验活动时长1.5小时，带领者在此过程中对参与者进行有结构的团体心理辅导。操作流程参考团体沙盘工作流程，适当简化但包括小组成员自我介绍、摸沙并分享感受、沙具体验并分享故事等环节。小组成员通过呈现、表达、诉说、分享，释放郁积在内心的情绪，获得小组成员的理解和支持。

在乳腺癌患者住院治疗或复查期间，可适时组织患者的团体沙盘体验活动，帮助她们释放和调节焦虑或郁闷的情绪。实践证明，团体沙盘体验活动有助于乳腺癌患者不良情绪的释放。以下摘取了既往部分参与者的分享："好神奇，当我闭上眼睛摸到沙子的时候，一下子感觉到自己内心的情绪"；"今天和大家讲的话平时和家人都不愿说的，因为不被理解还不如不说"；"压在心底里很久的话终于说出来了，感觉轻松了不少"。

（2）团体沙盘心理工作坊

团体沙盘心理工作坊是一种在团体和沙盘心理技术双重情境下为参与者提供心理帮助与指导的工作形式，可以帮助团体成员认识到有类似困惑的人并非自己一个，降低了参与者求助时的孤独感。相似的经历或背景会促进团体成员间彼此接纳，并在团体辅导工作过程中获得相互间的认同和支持，增强自我觉察、自我认识、自我改变的心理动力。

通过招募、推荐等组织形式形成团体，人数在50人以内为宜，5～7人一个小组，每个小组共用一个沙盘。团体活动时长0.5～3天。要求：承诺遵守团体活动的要求和设置；已结束手术、放疗、靶向治疗、化疗等密集治疗，开始后续药物治疗和康复，身体状况许可；排除较明显的人格偏差或人格障碍、精神障碍。

带领者根据活动设置和流程对参与者进行团体辅导。流程包括小组成员破冰、分组、团队建设、团队展现、体验沙盘要素如摸沙及分享、沙具体验及分享、无主题沙盘创作及分享、主题沙盘创作及分享。整个过程遵从"四不二重"原则，通过带领者由浅入深的引导，参与者循序渐进地融入情境，在团体活动设置中自然地打开心扉，在倾听、表达、诉说和分享中不知不觉地释放内心的情绪，并获得小组成员的理解、启发和支持。具体介绍如下。

地点为某市癌症康复中心。由该癌症康复中心招募、推荐组织形成乳腺癌术后患者团体，人数为15人，组成3个小组，5人一组，一组共用一个沙盘。工作坊时长为一整天，上午、下午各3.5小时，带领者在此过程中对参与者进行有结构的团体心理辅导。操作流程如下。

① 破冰。通过一个"解困"小游戏使互不相识的成员很快进入活泼、轻松的氛围。

② 分组。自由组合形成两个小组。

③ 团队建设。小组成员进行自我介绍，共同商定本组的组名、组训并用沙盘呈现。

④ 团队展现。向大家展现本组的风采。

⑤ 体验沙盘要素（摸沙）。带领者引导团体成员摸沙，形成感受并分享。

⑥ 体验沙盘要素（沙具）。带领者用1～3个沙具讲述自己和沙具的故事，团体成员各自选取1～3个沙具回到组内，讲述自己和沙具的故事并进行组内分享或组间分享。

⑦ 无主题或备选主题沙盘创作。团体成员可自行创作一个沙盘，或从带

领者的备选主题中选取一个主题创作一个沙盘，并进行组内分享或组间分享。

⑧ 主题沙盘创作。带领者用1 ~ 3个沙具分享自己的积极心理品质的故事，请团队成员各自选取不限数量的沙具讲述自己的积极心理品质的故事，并进行组内分享或组间分享。

⑨ 分享、总结、承诺，结束活动。

（3）多次、中长程主题团体沙盘

参与过团体沙盘体验活动，有意愿参加多次、中长程的主题团体沙盘的参与者，要求同团体沙盘心理工作坊的相关要求。具体介绍如下。

地点为某社团组织会议室。该社团组织通过招募海报组成乳腺癌术后患者团体。成员人数为12人，6人一组，每组一个沙盘。团体活动为每周一次，每次1.5 ~ 2小时。参照前述8 ~ 12次的团体沙盘工作流程进行团体心理辅导。

第1次：破冰、分组与团队建设；沙盘基本要素体验——摸沙体验。破冰热身活动注意开放度和活动量适度，要易于进行；团队建设可以包括给自己的小组起一个名字，商议决定小组组训或格言；让参与者与沙盘要素——沙子连接，让沙子带来的感受和自己的感受连接，关注自我，关注内心感受，然后分享感受。第一次活动主要是在小组成员之间建立了解和信任，并开始熟悉沙盘要素——沙子。

第2次：沙盘基本要素体验——沙具体验。团体沙盘师用1 ~ 2个沙具讲述自己和沙具的连接、故事，引导参与者在沙具架上寻找和自己有连接的沙具，回到小组分享自己的沙具故事。第二次活动可进一步熟悉沙盘要素——沙具。

第3次：无主题沙盘操作1 ~ 2次。在团体沙盘师的引导下，由小组成员各自决定拿什么沙具、如何在小组里表达分享自己的沙具故事，完成分享之后可以形成一个主题，为接下来的主题沙盘做铺垫。

第4 ~ 5次：感受自我的主题沙盘——童年记忆、家的记忆、我的家。在团体沙盘师的引导下，让小组成员与自我、童年、家庭等做一个连接，开始感受自我、觉察自我、认识自我的进程。

第6 ~ 7次：主题沙盘——感受压力、释放压力、应对压力。在团体沙盘师的压力故事引导下，小组成员用沙具分享自己的压力故事，达到释放压力、挖掘处理压力的具体方法、学习小组其他成员处理压力的具体方法、互相鼓励、增强信心的作用。

第8次：主题沙盘——感恩。感恩是积极心理品质中最为重要的品质，每一个生命成长到今天，一定有他感恩的人和事，感恩也是一种处世哲学和生活中的大智慧。学会感恩，才会形成一种积极的人生观和一种健康的心态。感恩主题沙盘可以调动参与者对要感恩的人和事的关注，把关注点暂时从自身的疾苦困扰中转移到积极的方面来，感受自己获得的帮助、支持和关爱，从而以积极的角度重新理解疾病、接纳疾病，获得康复的信心。

第9 ~ 11次：主题沙盘——积极心理品质。每个人的生命中可能都存在着一些不如意、艰难困苦，甚至是苦难，每个人一生当中都可能会有悲伤、痛苦、抑郁、绝望的时候。在经历这些痛苦时，人性中仍然会有美好、积极向上的一面。逆境当中会产生对生命更加深刻的理解和爱，而这些正是积极心理学所关注的。积极心理学关注的是人性之中光明的特质，如感恩、爱、尊重、乐观、坚韧、宽容等。每个人身上都有这些积极的心理品质。积极心理品质的主题沙盘就是让参与者去努力发现自己身上的这些光明特质，把它意识化、固化、强化成自己的源源不断的心理资源。小组可以自行确定用哪一种积极心理品质来操作、分享。

第12次：主题沙盘——畅想未来。在进行过以上积极心理品质的团体沙盘操作的基础上，参与者通过畅想未来的主题沙盘对自己的未来进行思考和规划，确定今后努力的方向，使生活更有意义。畅想未来的主题可以是应对疾病积极康复方面，也可以是个人职业发展、家庭规划方面，以及综合这几方面，具体由小组成员自己确定，以沙盘的形式创造未来的蓝图。

每一次活动结束前，团体沙盘师带领参与者进行保密承诺：只带走自己的感受，留下别人的故事。每一次活动都是在之前活动的基础之上，随着感受和认识的深入，循序渐进进行的。流程的顺序并非一成不变，有时会随活动的情境自动进入某一个流程，带领者可以因势利导，顺势而为。在进入主题沙盘活动阶段，小组分享完成后，确定一位代表，整合本小组的沙盘故事，两组成员交换位置，互相听取对方组的沙盘故事。

本次的团体活动实践经过12次的团体沙盘活动，让参与者感言获得了非常适宜抒发胸臆的机会和场合，获得了团队赋予的支持和动力，获得了知识和方法。以下是她们分享活动感受的话语："得了这个病我不想让任何人知道，总觉得低人一头，其实压抑得很久了，团体沙盘活动给了我宣泄的机会，让我获得了同伴们的理解和支持"；"原以为只有自己这么不顺利，现在看到大家都有类似的感受，瞬间感觉不那么孤单了"；"切除了一个乳房，总感觉身体不再完整，很自卑，听到大家的分享很受鼓舞，我今后也可以换一种态度"；"以后也要调整一下自己的想法，需要的时候积极地寻求帮助"；"这次活动让我意识到，也许正是因为这场疾病，我才真正开始反思自己，改变自己，重新站在一个新的起点，重新规划今后的生活"。

第七章
沙盘心理技术在妇产科领域中的应用

　　随着时代的变迁，女性地位有所提升，不仅受教育程度越来越高，不同层次需求也逐渐提高，在有着强烈独立自主渴望的同时被赋予了更多的社会角色。然而女性的神经系统兴奋性对刺激反应较为敏感，心理特征较男性有较强的行为和表情特点，无论是愉快的还是厌烦的情绪往往都会通过表情和姿态表达出来，因此情绪易两极化。女性在暗示方面则易受环境情景的影响，容易接受暗示。多种因素综合作用下使女性往往更易产生心理情绪问题。女性全生命周期中青春期、妊娠期、围产期、更年期均是心理问题频发的时段。本章则主要针对妇产科常见的心理问题进行介绍。

一、妇产科领域常见心理问题

（一）与月经有关的心理问题、表现及特点

　　研究表明，心理、社会因素与女性的月经周期有密切的关系，但其机制尚不清楚。与月经有关的心理问题常表现为经前期综合征和心因性闭经。

　　经前期综合征是与月经有关的心理问题的主要表现，指女性在月经前1～2周发生相应症状，往往呈周期性发作，月经过后症状消失。其症状主要包含躯体、心理及行为症状三个方面。躯体症状主要表现为头晕、嗜睡、头痛、乳房胀痛、体重增加等。心理变化因人而异，包括情绪易激惹、易怒、神经质、焦虑、不安、抑郁、疲劳。行为的改变主要体现为思想不集中和工作效率低等。严重的可能会产生认知改变、判断力受损及意识障碍等。上述症状在月经前2～3天最为严重，月经来潮后又会迅速减轻，直至消失。

　　心因性闭经则主要与心理因素及心理应激有关。心因性闭经是闭经的一

种，由心理因素引起，受日常生活中的琐事、重大的生活事件或危机影响，非妊娠和绝经期尚未到来时期的妇女正常的月经周期停息。

女性对月经往往是"爱恨交织"的，月经规律、如期而至，意味着要经历身心不适。不规律或停经时一面觉得还能多享受几天自由生活，一面担忧是否怀孕或有潜在的妇科病危险。

（二）妊娠期的心理问题、表现及特点

妊娠期女性的心理变化与生理变化交织在一起，是一个逐渐转变的过程。体内激素的变化也可能会令情绪变得敏感、易怒。常见的妊娠期心理问题表现为焦虑及抑郁状态。

妇女随着孕妇特有的行为与体征的形成，往往充满喜悦与自豪，但是由于体内的肾上腺皮质激素分泌较亢进，部分孕妇会产生紧张心理，特别是有早孕反应的妇女，身体较虚弱，就会产生害怕流产、害怕胎儿畸形、厌恶妊娠等紧张情绪。妊娠妇女的焦虑和抑郁大多发生在孕期前3个月和后3个月。早期焦虑和抑郁的发生率约为10%，与既往精神病史、对胎儿状况过于关注、既往中断妊娠史、夫妻不和、焦虑型人格等因素均可能存在关联。孕晚期焦虑和抑郁常伴有担忧和恐惧，主要是由于害怕分娩的疼痛、害怕新生儿畸形、担心新生儿健康状况所致。大量研究表明，孕期过度的不良情绪可影响胎儿神经系统的发育，甚至影响到孩子将来性格的养成。根据妊娠各期内分泌活动状态，将妊娠的心理特点划为三个时期。

一是不可耐受期。胎儿作为异物，引起孕妇的应答反应就是妊娠反应。约有23%的孕妇对生孩子有不同程度的恐惧心理，初产妇尤甚。原因包括对分娩过程的恐惧不安、担心胎儿对母体的影响、家庭的看法及其他经济及人际关系问题。在此期间，孕妇情绪不稳定，易受暗示，依赖性增高。

二是适应期。此时已在身心两方面都对妊娠产生适应，各种不良反应消失，精神处于较好的状态，情绪转为稳定，感知觉、智力及反应能力略有下降。从心理分析角度看，是母体自我防卫的结果，可使孕妇免遭体内外不良刺激的影响。

三是过度负荷期。胎儿发育迅速，生理功能处于巅峰状态而过度负荷，这种过度负荷的应激可产生身心反应，主要是对分娩的恐惧和不安、因行动不便而产生的心理冲突，此时情绪不稳定，精神易受压抑。

（三）围产期的心理问题、表现及特点

分娩及分娩后往往是女性全生命周期中最容易产生心理问题的时期，主要表现为产后心绪不良和产后抑郁。

分娩是一种正常却伴随痛苦的生理现象，尤其初产妇往往对分娩感到紧张

和恐惧。这种紧张和恐惧的情绪可导致产程延长，体力消耗，发生"恐怖紧张疼痛"综合征或发生短暂意识混乱。分娩后产妇常表现为抑郁状态，常情绪低落，不能自控哭泣，易疲劳，易激动，易焦虑，主动性降低。躯体症状有头痛、失眠、食欲不振、乳房胀痛等。产妇们通常解释产生此类心绪不良的原因是身体不适、丈夫或家人冷落、孩子哭闹难带等。产后抑郁症多在产后两周起病，患病率约为10%～20%，3～5个月内恢复。产后抑郁与产妇睡眠不足、疲劳、夫妻关系不和、缺乏家人关心支持、产后早期心绪不良及有精神病史等多种因素有关。

女性对分娩应激的反应主要是恐惧与焦虑，这些又可影响分娩过程。胎儿娩出后，产妇又进入一个新的身心转变时期。在生理上，随着胎盘的娩出，亢进的神经内分泌要转向正常，而哺乳机能趋向活跃；在心理上，对做母亲的期望转为现实，生儿还是育女的产前预期也见了分晓，或喜或悲皆由此而起，母性行为的实践也从预期转为现实。分娩后即进入产褥期。产褥期指从分娩结束、胎盘脱离母体后，直到全身各个器官恢复到孕前状态的时期，通常需要6周时间。产褥期是产妇的心理转变时期。生理及心理的转变，使产妇对各种生物、心理、社会因素的易感性提高，心身障碍发生的可能性也增加。

产褥期的应激是多因素促发的，包括以下几种。① 心理应激：新的多重社会角色的承担及社交面的扩大。② 躯体应激：育儿、家务、疲劳、失眠。③ 内分泌环境的变化：黄体激素和雌激素的急剧减少、催乳素的高分泌状态、情绪及运动信息处理调节系统的影响。④ 性格及认知方式：神经质、成熟度不足、社交能力不良、固执。⑤ 中枢神经机能的易损性：既往的脑电异常、脑循环障碍、精神障碍。⑥ 遗传素质：精神障碍的潜在因素。

（四）不孕症妇女的心理问题、表现及特点

不孕对一部分妇女来说是一种难以接受的意外事件。常见的不孕症妇女的心理感受包括意外感、否认感、孤立感、负罪感、羞愧感、无价值感、抑郁感和痛苦感等。妇女被确诊为不孕症后，首先感到的是意外，当她们接受不孕的事实后，体验到痛苦、伤心、空虚和无助。由于病耻感，妇女往往不愿把不孕的事实告诉亲友，因而也得不到亲友的支持，所以产生孤独感。有些患不孕症的妇女甚至将不孕的问题延伸到生活中的其他事情，认为自己一事无成，得不到尊重，没有价值，最终导致抑郁。

（五）妇科手术中的心理问题、表现及特点

常见的妇科疾病，如子宫肌瘤、绒毛膜上皮癌、卵巢囊肿等，大多数需要手术治疗。手术创伤及心理顾虑双重影响下更容易产生心理问题。不同于其他手术患者的是，患有妇科疾病的女性同时还会担心这些疾病使她们丧失女性特

点，如丧失生育能力或影响夫妻感情等，所以表现出敏感、顾虑、情绪消沉、悲痛、忧愁和焦虑。妇科手术中的心理问题常表现为怕痛、怕后遗症、怕中性化、怕男性化、怕性功能障碍、怕永远不能生育、怕医生技术不高等，若不在术前解决上述疑虑，往往会引起医源性疾病。部分为癔症，有的引起躯体病变，也有心因性的下肢瘫痪。还有一些女性因羞耻不能主动求医和真实反映病情而耽误治疗。

这些常见的妇科手术的情绪反应由于对生殖器官的功能认识不足，有许多臆测。有些妇女对手术不信任，有些人做手术后就感到失去了女性特征，有些人因为其他问题产生不良情绪。各种原因导致女性妇科手术后产生抑郁是常见的，但一般并不严重，有的人可能会便秘、失眠及疲劳。

（六）妇产科领域常用的心理治疗方法

1. 创伤聚焦心理疗法

创伤聚焦心理疗法被广泛认为是治疗普通人群和临床患者急性创伤后应激障碍的有效干预措施。其核心治疗原则强调支持患者理解和处理创伤记忆以及与创伤事件相关的认知和归因。它包括各种暴露疗法模式，常见的有叙事暴露疗法、创伤聚焦认知行为疗法和动眼脱敏再加工治疗。创伤聚焦心理疗法是由精神科和心理学的专业人士进行的临床心理干预和治疗，其干预具体时长根据干预的具体内容而定，没有固定标准。

2. 认知行为疗法

认知行为疗法可为有分娩创伤经历的产妇在创伤事件发生后立即提供情感和心理支持，它主要通过鼓励积极回忆与显性情绪反应有关的创伤事件促进情感处理。大致分介绍、事实、思想和印象、情绪反应、正常化、计划未来、脱离几个步骤。分为短期（产后3个月）、中期（产后3～6个月）和长期（产后6个月以上）三个阶段。相较于其他心理干预，认知行为疗法的目标是帮助女性外化她们的思想和感受，它专注于识别孕产妇对分娩相关创伤事件的感受和想法，同时允许她们体验完整的情感反应创伤性事件，专注于识别那些可能让人难以接受和需要重新处理的无益的想法和感觉，并为女性探索与分娩相关的想法和感受提供机会，可用于创伤事件发生之后的心理治疗。

3. 情感聚焦法

情感聚焦法是一种以情感为中心的心理治疗方法，它包括获取、适应和取代情感，分为三个阶段。一是联系与意识，与孕产妇建立情感联系，帮助其获取情绪信息并认识自己的情绪。二是唤起与探索，帮助孕产妇进一步明确自己的情绪是主要情绪、次要情绪，还是工具性情绪。三是转换与更改，将非适应性的负性情绪转化为适应性的负性情绪后，再转化为适应性的正性情绪。情感聚焦法与其他经典的心理治疗方法相比，主要提供改变的动机。它使用了一些方法鼓励女性，使女性能够识别她们的不良和消极情绪，并用适应性或转化的积极情绪取代功能失调的消极情绪，以维持和提高围产期的幸福感。需要注意的是，情感聚焦法只能作为护理的一部分来启动，而且需要在围产期持续开展，它不能单独作为一种心理治疗方法来进行心理干预。

4. 沙盘心理技术

沙盘心理技术是一种心理咨询技术，已成为心理咨询领域中常见的方法之一。沙盘心理技术适用于各个年龄段的个体，包括儿童、青少年和成人。它可以用于治疗各种心理问题，例如焦虑、抑郁、创伤后应激障碍、关系问题等。沙盘心理技术可以帮助成人群体增强自我认识和自我控制能力，促进自我成长和发展，提高个体的自我实现能力，解决各种心理问题，显著降低焦虑和抑郁症状，提高生活质量。

此疗法已经在中国文化土壤中有三十年的应用与发展，特别是团体沙盘心理技术的中国化创新已经在各个行业广泛、深入、持久地发展，在妇幼系统更适合应用。

5. 基于 Gamble 的心理咨询法

基于 Gamble 的心理咨询法是由 Gamble 等人开发的咨询方法。该咨询策略包括与孕产妇建立治疗关系，接受孕产妇对分娩的看法，支持孕产妇表达情感，为孕产妇解决含糊不清的问题，帮助孕产妇建立行为情感与分娩的联系，鼓励孕产妇分享分娩过程和分娩方式，协助孕产妇获得社会支持，促进孕产妇适应及找到解决办法等 9 个步骤。这种咨询策略可以让孕产妇有机会谈论她们的经历和情绪，而咨询师则负责提高她们的意识，使其能洞察分娩事件与她们个人感受、行为之间的关系，从而减轻分娩创伤相关心理障碍。但是基于Gamble 的心理咨询法并不是一种心理治疗方法，而是一种预防技术。

二、沙盘心理技术在妇产科领域中的应用

（一）妇产科进行个体沙盘心理技术的基本设置和要求

沙盘心理技术最重要的特色之一，表现在其别具一格的沙盘心理技术室及其相关设置。除此之外，与其他的咨询室的区别还有沙具的摆放以及对沙盘师的要求。

1. 沙盘

沙盘游戏室除了需要满足一般心理咨询或心理治疗工作的要求之外，还需要根据沙盘心理技术的特点，做以下设置考虑：沙盘尺寸为 57cm×72cm×

9cm，沙盘内部漆成蓝色，成人沙盘桌高度为77cm，椅子高度为55cm，儿童沙盘桌高度为52～63cm，椅子高度为32～38cm（针对普遍工作对象来选择）。

2. 沙子、沙具与水

可以让来访者自由选择干沙或者湿沙进行创作，沙盘室要有摆放两个沙盘的空间，其中一个用作干沙的沙盘，另一个用作湿沙的沙盘。湿沙沙盘还要准备水罐或盛水器，以备来访者需要。

标准的沙盘心理技术一般需要1600多个沙具，按照不同的类别摆放。沙具分为40余类，涉及神话传说、文化宗教、自然物质、风俗行为、颜色形状、数字方位、人物人体、植物和动物、家居建筑、体育运动、交通运输、奇异等方面，它们不仅可以用作沙盘游戏模型收集的参考，而且可以帮助我们对实际的沙盘游戏画面做专业的解读和分析。摆放沙盘游戏沙具的架子位置和高度要协调，方便来访者挑选和拿取使用（图7-1）。

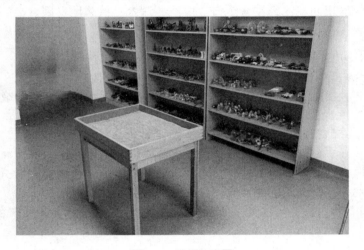

图7-1 沙盘示意图

3. 时间设置

一次沙盘心理技术的时间大概在30分钟到60分钟，一周一次或者两周一次。

4. 其他方面

从来访者的角度考虑，整个沙盘游戏室的环境要注意采光和舒适度，以及感受安全性的效果。同时准备方便拿取的纸巾和需要时可以拿到的沙发枕头。另外，一般的心理咨询工作室都是需要钟表的，但钟表的摆放需要做某种特别的考虑。不要用很大的挂在墙上的挂钟，避免让来访者看到时间，同时需要方便沙盘师的使用，使其不经意间就能看到。

（二）妇产科进行个体沙盘心理技术的具体实施步骤

1.搜集资料

通过搜集来访者的成长背景、家庭背景、文化背景、生殖史、疾病史、婚恋史这些资料，了解来访者的咨询目的以及想达到的效果。

对于成年的女性来访者来说，除了搜集个人资料外，还要搜集原生家庭的资料——父母、兄弟、姐妹等的资料，生活中有无重大事件以及这些事件对来访者的影响。

2.制作沙盘作品

在第一次摆沙盘之前，沙盘师要和来访者介绍沙盘的设置、配置、沙子、水、相应沙具等。比如向来访者说明沙盘的设置，告诉她每次时间为50分钟，在这个沙盘中她可以自由摆放，待她摆放结束后，可以分享她的沙盘作品。沙盘师在此过程中可借由开放式的问题，带领她进行自己无意识心灵花园的探索。

制作沙盘前，可以先让来访者感受沙子（摸沙），沙盘师可以示范，露出箱子的底部，让来访者看到箱子底部的色彩，让她感觉箱子底部的色彩和周边的设置。同时向来访者介绍沙和水的使用，介绍各种玩具的类别以及在架上摆放的位置，让来访者感到安全、自由。指导语如："你可以用手触摸沙子，感受沙子带给你的感觉，你可以睁着眼睛，也可以闭上眼睛来感受。"留下几分钟让来访者充分感受之后，可以让她表达感受。

接下来告诉来访者可以不用任何沙具创作自己的沙画或者沙雕，也可以慢慢地选择任何自己感兴趣或者看着有感觉想拿起来的沙具，来进行沙画的创作。引导语可以说："你想用手把沙子堆成什么形状就堆成什么形状。感觉自己感受得可以了之后，你就可以到沙具架上选沙具，每次拿一个或一类，把它放在沙盘的任何位置，想怎么放就怎么放，不用想对错，跟着感觉走。放了以后再去拿，直到你认为可以了，这个沙盘就制作好了。当然，你也可以一个沙具都不拿，只用沙子堆成你想要的形状。如果沙具架上没有你想要的沙具，可以用别的沙具替代。记住，这个过程中，你在沙盘边摆放时的位置要相对固定。在分享过程中，也可以选择再取舍沙具。"

沙盘师要跟沙盘保持一米左右的距离，坐在沙盘短侧的一面做记录（与来访者保持90度），观察来访者的表现、感受和情绪，秉承"不分析、不解释、不评价、不判断、重感受、重陪伴"的原则。不仅嘴上不说，心里也不暗自判断与分析，怀着好奇心，静静地观察与感受沙盘中所呈现的一切。

3.感受和体验沙盘作品

当来访者制作完沙盘作品后，沙盘师不要急着听她对作品的解释，而是要给来访者一点时间，让她安静地体验自己的内心世界。沙盘师可以跟来访者说："这是你的世界，花一些时间在这个世界里体验一番吧，用心感受作品传递给你的所有信息。"体验作品一般需要 3 ~ 5 分钟。

当来访者体验作品之后，可能希望改变自己的作品，这时沙盘师可以说："如果现在有个机会，可以让你对作品进行改变，可以移动或添加任何玩具，你想怎么做？"当来访者进行调整后，沙盘师要让她进行重新体验，并对来访者的改变进行记录。

4. 分享沙盘作品

沙盘师可以让来访者分享从进入沙盘室到创作沙盘过程中的感受，也可以讲述与作品有关的故事，表达自己的创作愿景。沙盘师陪同来访者对沙盘世界进行探索，努力对沙盘世界进行深入的体验和经历，在适当的地方给予共情。

交流时的提问可参考如下：

"请你简单介绍一下你的作品（或讲讲与这个作品有关的故事），可以吗？你想给这个作品起个名字吗？"（给作品取名字并非必须的。）

"这个作品中的某个部分是你曾经经历过、去过或者在某个文学作品、影视作品里见过，又或者是梦里梦见过的吗？如果是，可以多分享一些吗？"

"这里面你最喜欢的是哪个部分？为什么？"

"这里有你自己吗？如果你可以待在这里面，你会选择待在哪个位置（或哪个是你）？""你觉得哪个沙具对你意义（或触动）最大？意义（或触动）是什么？"

"分享完了这些，你再看看你的沙盘，此时此刻，你的感受（或收获）是什么？"

"最后几分钟了，你还有什么想询问我的吗？"

来访者在沙盘中的无意识表达到了一定阶段后，沙盘师就可以跟随来访者进行下一步的工作。沙盘师可以在倾听来访者讲述与沙盘有关的感受、回忆、烦恼、困难中收集资料，主要围绕成长经历、创伤经历、现实焦虑、内心冲突等，做到资料搜集和个案概念化同时展开。来访者在摆放沙盘的时候可能没有清晰地意识到无意识内容，但回过头来让来访者看自己摆放的沙盘时，来访者就会豁然开朗。

5. 记录和拍照

仔细观察来访者使用和不使用哪些沙具，怎样使用它们，对整个制作过程中来访者的言行表现进行必要的记录。对沙盘世界进行拍照记录，目的是为整个沙盘疗程留下记录，也是对来访者心路历程的一种纪念。

6. 沙盘作品的拆除

来访者离开沙盘室之前，要建议或邀请来访者为自己的沙盘作品拍照留念，并询问是否可以一起拆除。拆与不拆都由来访者说了算，沙盘师要尊重她的选择。一般情况下，如果来访者认为自己的作品是自己创造的，表现的是自己的内心世界和能力，会舍不得拆除，并由此产生不安，有时会影响她下次沙盘活动时的表现。

沙盘师对作品进行多角度拍摄，可让来访者认为她的作品被完整地记录和保存，也可以作为日后督导、研究的资料。

7.结束

来访者完成沙盘后，沙盘师要跟来访者逐渐分离，进行告别。

（三）妇产科进行个体沙盘心理技术的适应证

1.妇产科的适应证

沙盘心理技术适用于特定的群体和症状，需排除躯体疾病。沙盘师分析来访者症状背后的心理成因后，要考虑是否可以使用沙盘及使用的频率。

沙盘心理技术在妇产科的适应情形如下：如果因月经不调焦虑或其他问题导致的情绪，可以通过沙盘心理技术来缓解和释放压力；比较喜欢自我觉察，有一定悟性和清晰的自我意识，喜欢探索无意识的产后女性也可以做沙盘；当来访者对问题描述不清楚的时候，可以借用沙盘来表达；当女性的角色转换后，某些情感被堵塞，可以通过沙盘来释放压抑的痛苦；新手妈妈的某些哀伤情绪需要处理时，可以用沙盘做一些仪式化的告别。

2.尊重来访者的意愿

如果来访者对沙盘游戏非常抵触，不要勉强来访者。如果来访者感到不舒服，或表现出对沙盘游戏的抵触情绪，沙盘师应该尊重她的感觉，容许她自己选择。因为在来访者（包括来访者的无意识）还没有准备好面对或接受具象、具身以及无意识的内容时，强迫来访者做沙盘游戏，可能会带来突如其来或潜在的伤害。

三、妇产科进行团体沙盘心理技术的操作流程及注意事项

（一）妇产科进行团体沙盘心理技术的基本设置和要求

① 参与顺序和拿取的沙具个数。摆放沙具的顺序可由参与者自行决定。她们可以抽签，或指定顺序，或者各行其是，沙盘师无需干预，但要据实进行记录，这会成为团体工作的材料。团体人数建议不超过8人。关于沙具个数，如果是8人及以下人数团体，笔者经验是每人选择的沙具总数为3～5件。如果没有个数限制，可能会有人没有节制，过早引发激励冲突。

② 团体成员可以任意摆放自己的沙具，也可以不拿沙具，只是挖一条河或堆一座山。操作过程中最好不要有肢体接触，同时也不可以触碰别人的沙具；在下一个人摆放上自己的沙具后，前一个人的沙具不可以再动。

③ 沙盘创作大约花15 ~ 20分钟，一般不超过30分钟。团体沙盘完成之后，团体成员围成圈，围坐在沙盘的周围。此后不再添加沙具。

④ 首次坐下来后这个座位就固定下来了，封闭的团体每次成员最好都是同一个位置。

⑤ 进行团体分享。第一步，让每一个成员分享感受，用1 ~ 3个词或者简短的话分享从进入沙盘室到制作过程中的感受。第二步，让每一个成员分享拿的是哪几个沙具，为什么选择了这几个。第三步，让每一个成员进行自由联想，谈论关于这个沙盘，关于自己的沙具及摆放，关于其他成员的分享引发的脑海里新的联想、念头、回忆等。沙盘师不加评判地倾听，不带诱导地跟随，展开团体沙盘。

⑥ 一次沙盘活动的时间为50 ~ 60分钟。结束后拍照，撤除沙具并将其放回沙具架。

（二）妇产科进行团体沙盘心理技术的具体实施步骤

1. 创造

向团体成员介绍沙游：创造一个安全的、受保护的和自由的空间；向成员介绍沙盘、沙具和沙游过程，沙盘师要处在一个令来访者觉得舒适的位置，让来访者知道做沙游的方式无所谓对错，也不是比谁的创作更漂亮或谁表现更优秀；最后请她们在完成后告知沙盘师。

建构沙盘世界：以结构化的方式组织来访者在沙盘中创造一个场景，沙盘师主要是来见证和尊重成员们的体验而不作干涉或解释；来访者可以用也可以不用沙具及水来建造沙盘世界；沙盘师要保持沉默，全神贯注。

2. 体验

体验：鼓励团体成员充分地体验沙盘世界，当来访者反思场景时，沙盘师只需静静地坐着，这是加深体验的时刻。

重建：告知团体成员可以将沙盘世界保留原状或是做些改变，留出时间给来访者去体验改变后的沙盘世界。

3. 分享与感悟

浏览沙盘世界：向成员请求浏览她们的沙盘世界，注意团体成员的语言和非语言线索，不要碰触到沙盘，鼓励成员停留在被激发的情绪中。

干预：询问关于由团体沙盘引起的一些联想和问题，讨论与团体目标相一致的问题，如人际沟通、亲子关系、夫妻关系、女性议题等；聚焦此时此刻，由当下的沙盘展开；可以使用沙盘师熟悉或擅长的治疗性干预方法，例如精神分析、完形疗法、心理剧、艺术治疗等理论指导下的实践，沙盘世界中常常就会出现更多的改变。

4. 记录

团体沙盘照片：四个边、四个角、俯视位至少拍九张照片，标明沙盘师的位置（这就是成员位置固定的原因，在团体沙盘督导时，被督导很容易）。团体为来访者提供一个从她选择的角度来为她的沙盘世界拍照的机会。

沙盘师的照片：在来访者同意的前提下为她的沙盘世界拍照，以备将来参考。

将沙游体验同来访者的现实世界联结起来：询问来访者沙盘中的事件如何反映她的生活，帮助来访者了解沙盘世界的意义，鼓励来访者留意沙盘中的问题是如何在她的日常生活中呈现的。

5. 拆除

理解沙盘世界：在来访者离开沙盘室之后仔细地拆除沙盘世界，回想来访者的沙游过程。

清理沙盘世界：留意出现的改变，把沙具放回到架子的适当位置，完成笔记。

（三）妇产科进行团体沙盘心理技术的注意事项

① 创造一个安全的、受保护的和自由的空间。

② 向团体成员介绍沙盘、沙具和沙游过程。

③ 沙盘师要处在一个可以观察到团体成员行为的位置，并且这个位置也让成员们觉得自在，没有压力。

④ 告知团体成员完成沙游后通知沙盘师。

⑤ 对团体成员进行全程陪伴。

⑥ 除非团体成员请沙盘师说话或者沙盘师觉得回应来访者的身体语言很重要，否则保持沉默。

⑦ 留意非语言线索，例如面部表情、叹气、肢体动作等。

⑧ 注意场景创造的顺序和方式。

⑨ 除非团体成员要求，否则不要主动介入团体成员的活动。

⑩ 不要碰触沙盘。

⑪ 客观地观察（和记录）团体成员所做的事，而不是去解释。

四、妇产科沙盘心理技术的案例分享

（一）月经不调的个体沙盘心理技术案例

1.个案概念化

（1）患者背景资料

希希，26岁，985高校本科毕业，国企职员。自述从高中至今，被妇科医生诊断为月经失调，尝试过多种治疗方法，如服用中药、西药及按摩推拿等，均没有较大的成效。曾有医生建议转诊临床心理科就诊，希希均拒绝，认为自身的月经不调问题并非心理因素，但希希今年年初生日过后月经失调情况加剧。希希的工作岗位强度要求高，工作压力较大，月经推迟四个月，并持续一个月焦虑情绪明显，伴有失眠、食纳较差的情况，经妇科医生再次建议转诊，希希愿意接触沙盘咨询。

家庭教育环境：多子女家庭，希希为家庭中最小的孩子，出生于南方某三线城市。父母为个体商户，从事五金行业。足月顺产，母亲怀孕时仍持续工作。3岁时，父母离婚，希希由母亲抚养，哥哥和姐姐由父亲抚养。但由于母亲继续从事五金生意，并在事业上有较大的投入，照顾希希的时间很少，主要由外公外婆抚养希希。外公外婆退休前均为乡村小学教师，对希希的管束较少，教育方式较为自由，对希希的要求尽量满足。

个人成长史：性格开朗，成绩优异，但曾因为单亲家庭感到悲伤与自卑；喜欢中性的服饰，每次来访均为中性穿着；喜欢理科，大学专业为经济学；希希自诉性格好强，认为凭借自己的能力和经验可以与其他男性进行竞争。希希与男性朋友能够保持很好的友谊，有较多的男性朋友，女性朋友较少，不管在工作中还是在生活中，较少与朋辈女性有深入交往。恋爱史方面，曾在大学一年级时与年长一届的学长恋爱，关系维持半年后结束，至今未进入一段新的恋爱关系。近期希希所在部门进行季度考核，希希认为自己可以获得优秀，但评选结果是另外一位男性同事获得，希希因此感到不解和气愤，并向部门领导质疑。

家族史：家族中两系三代无遗传性精神疾病史。

（2）咨询目标

① 缓解焦虑情绪，练习放松，提升身心的舒适感。

② 提升自我认识，增加对自我的了解与接纳。

③ 增强自我价值，增加对自我的肯定与认可。

（3）沙盘师评估

生物因素：否认家族中两系三代精神疾病史，无明确生物因素。

心理因素：幼儿时期，父母离婚后长期与外公外婆及母亲生活，母亲主要给予经济和物质上的支持，大部分时间不在希希身边，偶尔会亲自照顾陪伴，外公外婆给予生活照顾，但缺乏情感支持。希希对母亲产生焦虑、复杂的情感，评估为焦虑型依恋。父亲比较疏远、冷漠，自离婚后，父亲鲜少主动联系，只有在过年才会联系希希。希希曾在小学时听外公外婆说父亲希望第三胎为男孩，因此感到非常沮丧与难过，并更严格地要求自己。希希在人际交往中较为直率，男性朋友都认为她能力很强，很容易相处，日常爱好球类运动及单机竞技游戏。目前对亲密关系保持较为消极的观念，认为所有亲密关系都将走向终结，没有必要投入太多的时间。对未能评选优秀的事件耿耿于怀，认为这个事件对自己产生了较大的影响。

社会因素：工作强度及要求高、季度评选失利等生活事件使得希希对自己的认知和理解产生了消极的影响。

2.咨询过程

首次咨询观察：高挑身材，偏瘦，淡妆，中分短发，黄色皮肤，五官较为立体，面部表情平静，双手环抱于胸前。

共进行30次咨询，每周一次，每次50分钟。其中10次采用沙盘心理技术，第一次和第二次沙盘中，希希拒绝选取沙具，仅仅只是触摸了一下沙子，第三次沙盘开始希希愿意选取沙具。以下选取其中3次沙盘图片及部分讨论片段为例。

第三次沙盘：希希选取的沙具是一个被栏杆束缚住的男性、一个拿着天平的陶瓷玩偶、一对小人，男性小人拿着书。沙盘师询问到摆完沙盘后她的感受时，她说她的感受是不开心、不舒服。沙盘师鼓励她描述这种不开心、不舒服的感受具体是什么，她进一步指出，是愤怒和不解的情绪。愤怒是因为这个天平让她想到不公平，例如她在生活和工作中感受到身为女性受到的不公平对待；不解是关于一对小人沙具，她向沙盘师提问为何是男性拿着书籍而这个女性的表情和动作则是无知的样子。

沙盘师问她沙具是否让她联想到自己生活中的事情，希希开始讲述近期工作的事情，并且情绪越来越激动，音量越来越大，带有轻微的哭腔。沙盘师倾听并给予点头回应，待她充分宣泄以后，沙盘师询问此时的感受，希希说感觉到愤怒和不解有一些缓解，并提出希望触摸一些沙子。沙盘师允许，并再次告诉希希，只要在规定原则内，沙具和沙子她都能够自由选取和触摸。在她需要的时候，在沙盘室里与她工作的时间段里，这里的时间和空间都是她的，她在这里是自由的。并告诉希希沙盘师观察到的她的变化，第三次来沙盘室，她已经可以选取沙具了，希希对沙盘师的观察与陪伴表示认可（图7-2）。

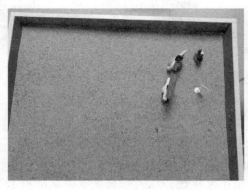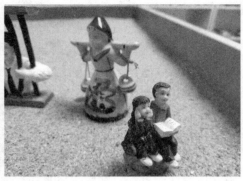

图7-2　月经不调个体沙盘案例第三次沙盘画面

第六次沙盘：希希说："我今天选的都是穿裙子的女孩子，其实我上周去买衣服，遇到一条裙子，我朋友说我穿着非常合适，而且很显身材，但是我还是很犹豫没有买下来。"沙盘师问这种犹豫是源于什么呢。她说："其实我一直都喜欢中性的打扮，我喜欢那种干练清爽的样子，所以虽然那条裙子好看，我也没有买。"沙盘师问，"那你对这条裙子的感觉是怎样的呢，会喜欢吗？还是有其他感受？"希希说："其实我对裙子是有好感的，是喜欢，但是我不喜欢别人看到我的腿，小时候她们都说我的腿又长又白，是女孩子最羡慕的腿，但我并不开心。"

沙盘师鼓励她继续表达下去，她回忆到小时候她作为女孩子，从第一次月经来时，妈妈不在身边，外婆和母亲都说月经是脏东西，用"垃圾"（家乡方言）来代指月经和姨妈巾。她作为女孩子经常被长辈夸奖，但是她并不开心，认为她们都是在说一些虚伪的表面话，并不是真心的。当沙盘师问她是否在意她们的评价时，她说不在意，沙盘师继续问那会在意谁的看法，希希的面部表情变得有些悲伤，说其实很在意父亲对自己的评价。

沙盘师反馈对她的观察，"刚才当你说到父亲时，感觉到你有些情绪，你现在感觉怎么样，还可以继续讲述吗？"希希说："对的，我至今还是会因为父亲感到很难过，我还想说一些我听外公外婆转述的话，他希望有两个儿子，女儿一个就够了。"沙盘师鼓励希希继续讲述并认真倾听（图7-3）。

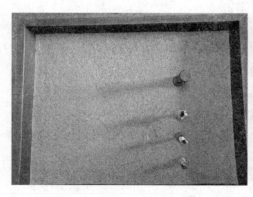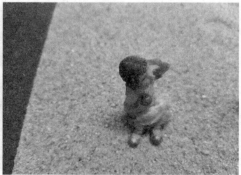

图7-3　月经不调个体沙盘案例第六次沙盘画面

第十次沙盘：希希说，"这个背对大家的女孩子就是我，其实背对着的那个海螺也是我自己，我背对着自己。"沙盘师询问希希，背对自己这个部分是否可以多分享一些。希希说："我也一直在忽略我自己，我希望我能够变得非常出色，足以胜过所有的男性，但是我无论怎么做，父亲都像其他人一样继续自己的生活，重新结了婚，我的男同事虽然能力不如我，也可以照样拿到评选优秀的名额。"

沙盘师邀请希希在希望讨论的事件中先选择讨论一件，希希选择了讨论父亲，并继续分享父亲对自己的影响。希希说："高中时学业开始变得很难，我觉得我要获得进步非常困难，其实我学理科还是比较吃力，但是我偏要学，因为别人说女生做不好理科的题目，很多时候我都想成为一个男孩。"沙盘师说："你刚刚说希望想成为一个男孩，那对于你自己是女孩的这个部分，你有怎样的感受和看法？"希希说："我不喜欢女孩子的我，因为我的父亲似乎不喜欢女孩的我。"沙盘师问："你希望从父亲这里获得什么？"希希说："我希望他可以认可我，但是我就像这个小女孩，一直被背对着。"沙盘师共情："是的，一个孩子只是希望得到父亲的认可和很多的爱，但是却一直没有被满足，这一定让你很挣扎很难过。"沙盘师陪同希希继续关注和感受那个背对着大家的女孩。她沉默良久，说："我觉得可能我背对自己，是因为一开始爸爸就讨厌我作为女孩子的身份吧。"沙盘师说："希希，我观察到你刚说的话里，其实是两个对象，一个是你的父亲，一个是你，对吗？"希希说："对。"沙盘师说："如果没有父亲的影响，你对自己的性别是怎样的看法？"希希陷入了更久的沉默，过后希希说："或许我一直以来都忽略了自己的那部分，其实我觉得我做得不错。"沙盘师说："是的，你在学业和工作上有很多成绩。"希希说："或许我需要认真再看看自己，我受我父亲的影响还是比较深的。"沙盘师说："今天的这两个发现对你来说一定很重要吧？"希希的脸上流露出了一丝轻松，并向沙盘师点点头（图7-4）。

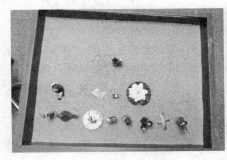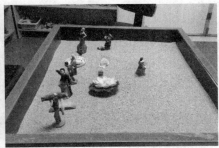

图7-4 月经不调个体沙盘案例第十次沙盘画面

3.沙盘效果评估

大约8次沙盘以后，希希开始反馈睡眠及食纳有所好转，在药物治疗的同时，月经失调情况有所改善，工作中与那位同事的关系也有所改善。

焦虑抑郁自评量表得分：咨询前SAS得分为65分，SDS得分为68分；咨询后SAS得分为59分，SDS得分为57分。

4. 反思和总结

长期的精神压抑、焦虑情绪、生闷气或遭受重大精神刺激和心理创伤，都可导致月经失调。月经是卵巢分泌的激素刺激子宫内膜后形成的，卵巢分泌激素又受脑下垂体和下丘脑释放激素的控制，因此脑下垂体和下丘脑的功能发生异常与个体情绪及精神状况紧密相连。

在本案例中，从疾病发生的情况来看，来访者从高中开始就一直月经失调，压力大，在与男性同事竞争的刺激下情绪加剧。在咨询的过程中，结合几次沙盘画面的呈现和描述，沙盘师和来访者能够更加直观感受和探索她的父亲对她性别认知和接纳的影响，而通过在沙盘里的宣泄、释放、深入感悟、自我分析，完成了情绪缓解、身心放松、自我提升、性别认同的初步过程。

（二）围绝经期的个体沙盘心理技术案例

1. 个案概念化

（1）来访者背景资料

女，45岁。来访者进入40岁后开始出现入睡困难，每晚10点上床，12点左右才能睡着，睡着后容易惊醒，翌日精神差；容易紧张担心，烦躁不安，总是担心自己做不好，对自己未来的生活有些担心，尤其对50岁退休后的房贷压力和子女的养育问题均存在较多的担忧；一直在坚持工作，坚持与同事交往；月经开始减少，有时会延迟10天甚至半个月；生活起居无明显异常。

家庭教育环境：来访者30多岁时经人介绍与丈夫结婚，目前已结婚13年，夫妻关系一般；生育两个女儿，大女儿读初中，小女儿刚进入小学，与女儿关系好。

个人成长史：家庭兄弟姐妹5个，排行第四，有两个姐姐、一个哥哥、一个弟弟；来访者因为父母在外工作，基本上只和姐姐在家生活；学龄前曾被狗咬，翌日这只狗因为狂犬病而死亡；小学一、二年级在农村读书，成绩还行；小学四年级到城镇读书时感觉压力很大，学习成绩一般；初中时来到父母身边；与丈夫结婚四五年离婚，为了孩子，不久之后再复婚，已经复婚七年；近一年遭遇经济变故，丈夫突然欠债上百万元。

家族史：父亲因癌症去世，母亲患关节病，大舅患心脏疾病，大舅的大儿子是唐氏综合征患者。

（2）咨询目标

调节情绪，释放压力。

（3）沙盘师评估

生物因素：来访者从小身体较弱；本身处于围绝经期，因为身体的激素变化，容易出现情绪的波动。

心理因素：来访者兄弟姐妹多，排行处在中间，父母常年在外工作，得不到足够的关爱，因此形成了不安全型的依恋关系，对外界没有足够的信任；期待从丈夫身上寻求到足够的信任感，现实却相反，让来访者更加缺乏安全感，且不够自信；从小到大，来访者总是想要证明自己做得很好，但是自身能力不够强，容易产生自卑情绪；年幼时曾被狗咬过，这只狗第二天因为狂犬病而死亡，来访者当年未能全程接种狂犬病疫苗，害怕自己有后遗症。因此，生活的不易、夫妻的矛盾和家庭的纠纷共同导致了情绪的波动。

社会因素：从小生活不稳定，学业和工作不理想，与丈夫结婚、离婚、复婚，婆媳矛盾等均加重了来访者的情绪问题。

2.咨询过程

首次咨询观察：来访者神清，定向准，接触交谈主动合作，容貌与年龄相符，自知力存在，一直面带微笑，偶尔会流露想哭的表情，强忍着没有哭泣；否认幻觉、妄想、错觉、感知综合障碍等；情绪尚稳定，未察及明显的情绪高涨或情绪低落，意志行为无减退，否认冲动伤人、毁物、自伤、自杀行为；危险等级为0级。

沙盘活动设置为每半个月进行一次，每次50分钟，一共进行了6次。

第一次沙盘：来访者在抚摸沙子后感觉平静了一些。摆放沙具后，想把山往后移动一下。来访者诉："因为觉得房子太小山太大有压力，像家里的经济、家庭、夫妻关系、小孩（责任很大）。"来访者在拿沙具过程中，拿了一个桌子又放回去，来访者诉："虽然配套，但是我不想将就，因为还是有些瑕疵，和我的生活类似。我想做一些事情却不被允许，并且我力量不够。"来访者多次出现叹气行为，沙盘师询问后，来访者诉："我们家的教导都是要顺着老人，所以我觉得更煎熬。"来访者多次表达了自己的力量不足和无奈感。

结束时来访者感觉舒畅一些，将积压已久的想表达又不敢表达的愤怒释放出来了。身体虽然有些劳累，但是感觉好像轻松一些，身体不会绷得那么紧（图7-5）。

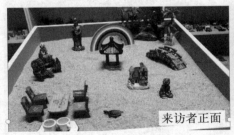
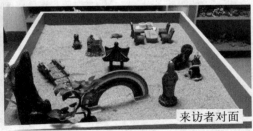

图7-5 围绝经期个体沙盘案例第一次沙盘画面

第二次沙盘：来访者多次说自己比较笨，反应慢半拍，周围人都说自己是这样的。来访者小学之后的生活越来越好，之后一直由保姆来照顾生活起居，生活比较轻松。然而因为丈夫是重点大学毕业，即使自己已经生育了两个孩子，婆婆依然嫌弃自己，觉得自己配不上丈夫。此次来访者一共拿了十个沙具，这些沙具都是自己想要的，感受到特别亲切，就像沙盘师一样，让自己觉得很亲切。

来访者一开始对自己不自信，甚至有些自卑，像想要躲起来的女孩。结束后，来访者带着笑容离开咨询室，感受到了轻松，寻找到了自己的目标（图7-6）。

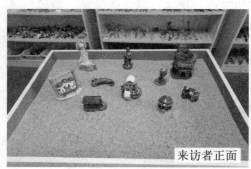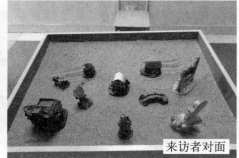

图7-6　围绝经期个体沙盘案例第二次沙盘画面

第六次沙盘：来访者分别介绍了每一个沙具。关于白马，来访者诉感觉它很帅气。她着重介绍了一下一个男孩骑跨在父亲头上的沙具。来访者诉自己的孩子就是这样，总是喜欢骑跨在自己身上和她父亲身上。来访者想到了她与丈夫的关系，想乘船远航，跟着月亮一起航行。来访者从一开始只局限在家庭、受约束的状态中慢慢地看到了在家庭之外，自己的生活可以更好，对未来更有信心（图7-7）。

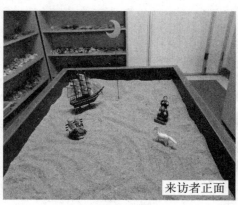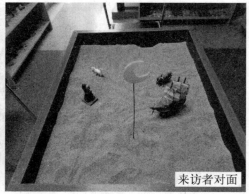

图7-7　围绝经期个体沙盘案例第六次沙盘画面

3.沙盘效果评估

来访者早期存在较多的自我否认和不稳定的情绪，经过沙盘心理技术疗法，看到了自己对未来生活的追求和向往，压力得到了宣泄，情绪变得稳定很多，睡眠比较安稳。

4.反思和总结

围绝经期的妇女本身雌激素、雄激素、孕激素等多种激素发生变化，其自主神经系统也跟随着激素的变化而变化，容易出现焦虑、抑郁等情绪；45岁的年纪，同时面临初中孩子学业的指导、职场竞争的压力、多年夫妻关系的磨合，加重了来访者的情绪波动。

在沙盘心理技术疗法中，来访者习惯使用压抑、隔离的方式去处理问题，有时会故意讨好沙盘师；有些放开自己，但又不完全放开自己。沙盘师在咨询中借助了催眠治疗的放松技术，让来访者得到了短时间的放松。然而对于来访者的童年创伤、家庭矛盾冲突的处理仍然不是非常充分。未来需要借助更长时间的沙盘心理技术疗法来深入探讨来访者的内心世界，寻找到更加自信的自我。

（三）围产期的团体沙盘心理技术案例

1.个案概念化

（1）团体成员背景

成员一，琳琳，25岁，孕32周，第一胎，因"情绪波动大，以情绪低落为主2月余"就诊。琳琳怀孕后因孕期反应明显，反复的恶心呕吐让琳琳感到非常不适，故辞职在家养胎待产；自孕22周后，情绪波动大，易怒易激惹，发脾气后情绪持续低落，自我否定感强；睡眠质量差，入睡困难，入睡后易醒，醒后情绪压抑，难再入睡。琳琳为家中独女，丈夫为事业单位工作人员，工作繁忙，应酬多，陪伴时间少，当琳琳向丈夫倾诉时，丈夫多回复"别想太多"，琳琳认为没有人真正理解自己。

成员二，静静，27岁，孕28周，第一胎，因"孕期体重增长，身材焦虑1月余"前来就诊。静静自孕中期开始，食欲增大，体重明显增加，较怀孕前增重13千克，静静对自己的体重增加及体形变化不满，担心自身的身体健康、生产后不能恢复身材，担忧胎儿的健康状况，在意他人对自己的看法，有减重的意愿但仍控制不住进食。静静在家中排行第二，有一个30岁的姐姐，小时候父母管教严格，偶尔会不给静静吃饭以示惩罚。

成员三，芳芳，31岁，孕35周，第二胎，因"产检，养育咨询"就诊。芳芳已有一个3岁的儿子，孕中期产检时诉自己为即将养育两个孩子感到焦虑，担心自己不能同时照顾好两个孩子，也担心两个孩子不能友好相处，但在家人的关心下可自行调整。芳芳与丈夫、婆婆同住，儿子发育未见明显异常，家庭成员关系良好。

成员四，蕊蕊，29岁，孕32周，第一胎，因"心慌、胃纳差1月余"就诊。蕊蕊自1个月前开始出现心慌、心跳加速，工作时明显。在家胃纳差，偶尔恶心、反胃，为满足营养需求自行服用维生素、营养剂等。蕊蕊为独生女，自幼父母及自己对自身要求高，事事追求完美，现为一名公司职员，工作竞争大，工作压力大。

（2）咨询目标

① 通过自我探索帮助成员认识自己、接纳自己、提升自我。

② 促进成员独立自主探索发现解决问题的途径。

③ 调节团体成员的情绪，放松身心，调整状态迎接新生命的到来。

2.咨询过程

本次团体沙盘共4名成员，每周1次，每次50分钟，共进行12次。以下选取其中4次沙盘图片及部分语言交流环节为例。

第一次沙盘：首次沙盘中，沙盘师向成员介绍了团体沙盘的规则与注意事项，团体成员进行自我介绍及讨论本次团体沙盘的目的与期待。每个成员可以自由走动选取意向沙具，拿回沙盘后一起进行团体沙盘创作。

成员一琳琳选取了抱着礼物的天使及躺在床上的母子，称身边的人都告诉自己，孩子是上天赐予她的礼物，要好好珍惜。而她觉得有了孩子之后需要花费很多精力和时间照顾孩子，她想象不到任何养育孩子的快乐，只想像这个妈妈一样躺在床上，自己不知道是不是生完孩子就能睡个好觉。

成员二静静摆放了一张放满甜食的桌子、茶盘、两把椅子和椅子后方的两棵摇钱树。静静诉自怀孕后，自己食量增大，每天都在摄取大量的高热量食物，其中也包括孕期不应吃或少吃的冰激凌等。自己也知道要适当控制饮食，也要健康饮食，但仍控制不住自己。静静担心宝宝的出生会给家庭带来更大的经济负担，担心自己的暴饮暴食会给宝宝的健康造成伤害。

成员三芳芳选择了一对坐在长椅上的夫妻、穿绿衣服的小女孩及沙漏。芳芳希望二胎是一个可爱活泼的小女孩，她与她的丈夫、家人都在期待着这个宝宝的到来。

成员四蕊蕊选择了一个煤气灶、锅炉、厨师、买菜的人和一些食物。蕊蕊诉自怀孕以来家人对自己的照顾与关心变多，每天会变着花样给自己准备吃的，但自己内心很害怕因孕期摄入过多导致肥胖，与家人的多次沟通均无明显效果。蕊蕊感觉现在与家人的关系就像这煤气灶一样，一点着着，但大家又都在迁就自己，一如既往地给自己准备食物（图7-8）。

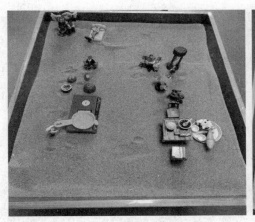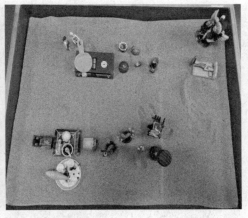

图7-8 围产期团体沙盘案例第一次沙盘画面

　　第四次沙盘：成员一琳琳说："我觉得我就像这只困在鸟笼中的小鸟，除了安静地待着，一无是处。"沙盘师问，当你看到这只小鸟时想到了什么。琳琳说："每天晚上只有我和家公家婆在家，等我老公下班，家公家婆把我照顾得很好，我什么事情也不用做，也没有事情做，就像这只小鸟一样，被养在笼子里但也只能被养在笼子里。"沙盘师鼓励她感受自身的感受并尝试表达出来，琳琳诉感到很无助，很孤独，身体紧绷，喘不过气，想大声喊又喊不出来。沙盘师与她共情，之后鼓励琳琳表达更多关于小鸟的联想，琳琳也谈论了关于自己家庭关系及生活的场景。沙盘师说："让我们回到沙盘中来，再来看一下这只小鸟，你现在有什么样的感受？"琳琳说："现在看它好像更有力量，希望能飞出这个笼子。"（图7-9）

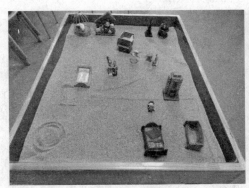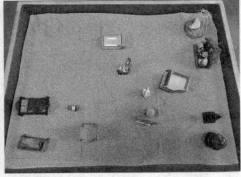

图7-9 围产期团体沙盘案例第四次沙盘画面

　　第八次沙盘：随着团体沙盘的进行，沙具间的距离逐渐缩小，成员之间的交流与互动增多。在选择沙具时，临近预产期的成员选择了与医院相关的沙具，并在摆放过程中交流了自己对临产的紧张与期待。在摆放沙具时，选择了食物沙具的成员会就孕期的饮食展开描述，在沙盘师的引导下，成员们也讨论了孕期饮食的困扰及采取的解决办法。这一次的沙盘中开始出现象征生命力、活力的绿植和鲜花，团体的力量在慢慢地流动和蔓延（图7-10）。

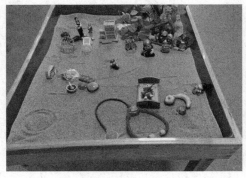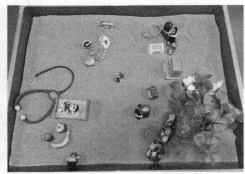

图7-10　围产期团体沙盘案例第八次沙盘画面

第十二次沙盘：在团体沙盘进行过程中的不同时间点，团体成员们都顺利地生产了宝宝，迎接了新生命的到来。最后一次沙盘中，成员们不约而同选取了宝宝沙具，分享了自己养育宝宝的生活与感受；成员们也一起为宝宝们摆了"满月酒"，流露对宝宝的喜爱与关心。

成员一琳琳选择了一家三口和礼物的沙具，诉现在真正体会到宝宝的到来是对自己生命的馈赠，自己也会努力为宝宝营造良好的氛围，共同成长。成员二静静选取了食物和煲，虽然吃得依旧很多，但能自行调整情绪自洽，也改变了自己对饮食的认知，在饮食与保持身材之间达到平衡。成员三芳芳选择了神像和寺庙，象征着祈福与安定，希望自己与家人能像现在一样幸福、健康。成员四蕊蕊选择了公主沙具，希望自己能恢复原有的生活，做自己生活的主人（图7-11）。

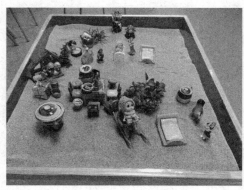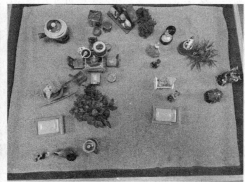

图7-11　围产期团体沙盘案例第十二次沙盘画面

3.沙盘效果评估

本次为期3个月共12次的团体沙盘，通过半结构的沙盘心理技术，为团体成员提供了一个安全、自由的表达空间。于成员自身而言，团体沙盘是认识自己、缓解自身情绪、自洽的过程；于成员关系而言，在沙盘的推进中，彼此间的熟悉度、联结度都在不断加强；于团体而言，是力量的集聚，是爱意的流动与无限的支持。

4.反思和总结

面向围产期妇女的团体沙盘，由于中途会有成员生产及坐月子等客观原因，难以避免沙盘的连续性被中断的困难。如何保持沙盘的连续性，以及处理成员在中途休息、重新加入时的关系，是我们需要思考的问题。

（四）伴有强迫症的围产期个体沙盘心理技术案例

1.个案概念化

（1）患者背景资料

娜娜，29岁，第一胎孕周28周，经过妇科转诊，完成临床心理科的面诊与评估后，被诊断为强迫症。孕28周以后焦虑情绪严重，出现反复洗手、反复确认每日检查流程、反复整理衣物的行为，心理医生建议接受沙盘心理技术疗法，患者来访。

家庭教育环境：双子女家庭，有一位哥哥32岁，出生于北方城市。父母为事业单位职员。父母关系紧张十余年，父亲教育方式严格，母亲教育方式较为疏离，哥哥目前定居北京，从事互联网工作，娜娜与哥哥以前关系紧密，近年因父母养老问题频繁争吵。

个人成长史：性格较为内向，文科成绩优秀，大学毕业后在父母的引荐下入职名企。娜娜有三个以上的知心朋友，均为大学好友，毕业后由于各自回家乡发展，较少面对面联系，日常能经常见面说话的同龄朋友较少。恋爱史方面，工作两年后经熟人介绍相亲认识了现在的丈夫，恋爱三年后结婚。

家族史：家族中两系三代无遗传性精神疾病史。

（2）咨询目标

① 建立安全信任关系，提升个体安全感，缓解恐惧感。

② 缓解焦虑情绪，减轻强迫症状。

③ 提升自我认识，增加对自我的了解与接纳。

（3）沙盘师评估

生物因素：否认家族中两系三代精神疾病史，无明确生物因素，围产期孕28周。

心理因素：幼儿时期与父母和哥哥一起生活，父亲教育方式严格，对她的学业、运动及钢琴课要求严苛，学期末成绩必须获得优秀，否则会有相应的惩罚；母亲教育方式较为放松散漫；与丈夫关系较好，但认为丈夫不能理解自己，不能满足自己在性方面的需求。

社会因素：来访者诉怀孕后经常担忧产后回到公司会被辞退，甚至对自己产生了严重的怀疑，非常担忧产后返岗的工作安排。

2.咨询过程

首次咨询观察：中等身材，偏瘦，未化妆，头发全部绑起，前额无刘海，黄色皮肤，面部表情严肃，眉心皱起。

共进行44次咨询，每周一次，每次50分钟。其中20次采用沙盘心理技术，第一次沙盘咨询中，来访者询问沙子是否定期消毒，得到肯定回复后，愿意尝试触摸一下沙子，但并未选取沙具。第二次沙盘中，来访者开始选取沙具。以下选取其中3次沙盘图片及部分讨论片段为例。

第四次沙盘：娜娜问："我可以一直把沙具摆成直线吗，今天再摆成直线也可以吗？"沙盘师点头微笑回应，并第三次重新介绍沙盘室的设置，告诉她在游戏过程中的自由选取和摆放沙具的行为是被接纳和允许的。娜娜在沙盘师的鼓励下，选取了沙具并进行摆放，摆放完后到旁边的洗手盆洗手并擦干。沙盘师邀请娜娜描述对沙具的感觉及选取的考虑，娜娜诉这是分工合作井然有序的排列，中间的夫妻是最重要的，他们负责挣钱，这个沙具让她想起了他们夫妻的责任，其他沙具则是代表自由、养育后代和管理家庭。沙盘师邀请娜娜分享这几个角色对于她而言具有哪些意义。娜娜说："我觉得这些沙具像我的生活保障，有了它们才能生活，否则我觉得我根本无法生存或出门。"沙盘师请她确认这些沙具是否代表着内心的安全感，娜娜确认，并说："我经常会想到，如果没有了任何一个，我就会非常害怕，我无法继续生活。"沙盘师点头并共情："这些沙具对你来说都很重要，如果任何一个失去，你会感觉到很不安全对吗？"娜娜点头（图7-12）。

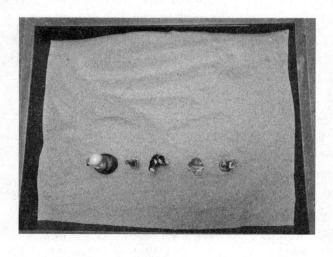

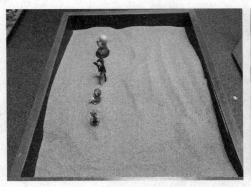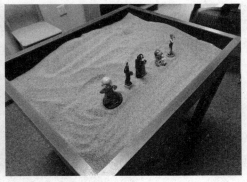

图7-12　伴有强迫症的围产期个体沙盘案例第四次沙盘画面

第七次沙盘：娜娜说："今天我拿了一个不一样的沙具，是一个吹萨克斯风的小男孩。"沙盘师询问她对沙具的感觉及新沙具的分工。娜娜说："我不喜欢这个沙具，他没有资格参与分工。"沙盘师说："你提到对这个沙具是不喜欢的感觉，但你还是拿来摆放在沙盘里了，这个过程中，你想到了什么？"娜娜说："是的，我不喜欢但是我还是拿了，因为这是一个制造混乱和噪声的男孩，他的表情也让我感受到烦躁，但我就是想把他拿过来，待在我的角色分工最角落里面。"

沙盘师询问娜娜是否需要更换一个沙具，娜娜说不需要，她想惩罚这个沙具。沙盘师鼓励娜娜多分享这个让她感到不喜欢的沙具，问她是否让她想起生活中的一些事情。娜娜说："没有想到很具体的事件，但是直觉很奇怪，让我很想拿这个沙具，而且这个小男孩戴着的帽子非常像我小时候喜欢的一顶帽子。"沙盘师继续邀请她分享这个沙具除了帽子之外，还有哪些地方和她有相似性。娜娜说："我羡慕这个小男孩，他的表情看起来似乎非常自我，跟我小时候一点都不一样。"

沙盘师进一步了解："是小时候的娜娜对这个男孩羡慕，还是现在的娜娜对这个男孩羡慕呢？"娜娜说："我觉得都有，但是小时候的娜娜更羡慕，因为小时候的娜娜会被指责。"沙盘师鼓励娜娜分享具体的事件。娜娜说："小时候我经常感觉指责来自四面八方，来自我的爸爸，我很羡慕小男孩可以大声地制造噪声，而且表情很轻松，但当我和我爸爸在一起，我从来不敢那样大笑或大哭。"沙盘师问："在爸爸面前，你觉得不能轻松地表现你自己对吗？"娜娜点头道："是的。"沙盘师问："爸爸对你其他方面的一些影响，你想谈一谈吗？"娜娜说："其实我第一胎怀孕，我爸爸非常紧张我，本身我就晚结婚，从备孕到现在，他总是叮嘱我。"沙盘师问："当爸爸一直叮嘱你时，你的感受是怎样的？"娜娜说："我感觉到他在指责我，他总是说高龄产妇很危险，我很害怕我做错什么事情。"沙盘师问："像小时候那样的感觉，对吗？"娜娜说："是的。"沙盘师问："还有吗？当你感觉到被指责时。"娜娜说："我会不停地检查确认，我觉得很担心、很焦虑。"沙盘师说："娜娜，我感觉到你的焦虑和担心，你需要现在花一点时间，安抚和关注一下那样担心和焦虑的自己吗？"娜娜注视着小男孩，默默地流泪（图7-13）。

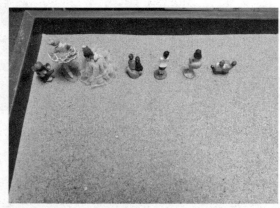

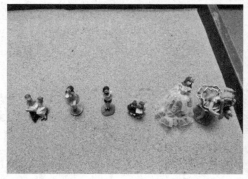 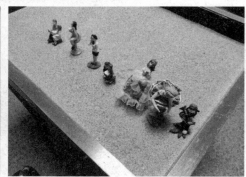

图7-13　伴有强迫症的围产期个体沙盘案例第七次沙盘画面

第九次沙盘：娜娜说："上次谈到我的爸爸，其实我觉得他很像我拿的这个沙具，他总是这样，我觉得他向我封闭了自己。"沙盘师问："可以具体说说吗？"娜娜说："他在很多时候对我表现出了挑刺的一面。沙盘师问："对于他的挑刺，你是怎样应对的？"娜娜说："我相信他，所以我会做他要求和指责我做得不好的事情。"沙盘师问："当你在遵从他的要求时，你的感受是怎样的？"娜娜说："我感觉到很压抑，在面对他时，我常常会感到喘不过气。"沙盘师问："你的身体是否在告诉你，其实你不想遵从他的要求？"娜娜说："我没有这样想过。"而后沉默。

沙盘师说："我们在面对别人的要求时，是否存在选择，可以选择听从或拒绝？"娜娜此时调整了一位公主的沙具，稍稍侧身以避免看见牛仔沙具。沙盘师问："现在发生了什么？"娜娜说："我可以拒绝对吗？"沙盘师鼓励和肯定了她关于拒绝的决定，"对的，拒绝也是你的权利。"娜娜说："可是我现在或许做不到呢。"沙盘师说："拒绝是需要勇气的，或许我们需要一些时间和练习。"娜娜向沙盘师点点头，并重复说道："需要时间，需要练习的。"（图7-14）

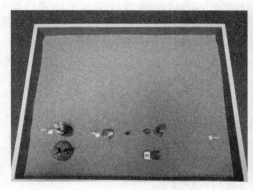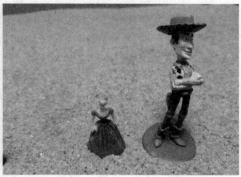

图7-14　伴有强迫症的围产期个体沙盘案例第九次沙盘画面

3.沙盘效果评估

大约8次沙盘活动以后，娜娜恐惧和焦虑的情绪有所缓解，目前每天洗手的次数在减少，每日反复确认检查内容的行为不再出现。

焦虑抑郁自评量表得分：咨询前SAS得分为69分，SDS得分为70分；咨询后SAS得分为58分，SDS得分为60分。

4.反思和总结

精神分析理论认为强迫症是人格发展固着于心理发展的早期阶段，即人们无意识的心理冲突导致焦虑，焦虑情绪通过防御机制产生强迫症状，人们为了缓解焦虑产生强迫行为，这些行为被强化，并逐渐泛化到其他情境中。在本案例中，从疾病发生的情况来看，家庭中的过分苛求、刻板、压抑的氛围，以及父亲对来访者的指责、过高期望及成就压力等，可能对形成强迫情绪及症状起一定作用。结合几次沙盘画面的呈现和描述，沙盘师和来访者能够更加直观感受和探索父亲对来访者情绪和行为的影响，从而能够为这段关系增加新的反思的空间，使来访者从焦虑和担忧中暂时脱离出来。

（五）产后抑郁的沙盘心理技术案例

1.个案概念化

（1）患者背景资料

陈女士，31岁，大专文化。2018年9月头部摔伤诊断为脑震荡，此后出现烦躁不安、心慌等症状，不想照顾孩子，后通过运动等调节，情绪稍好转。2019年3月怀三胎后上述症状加重，连续失眠时间最长近一个月，情绪波动大。三胎生产后开始出现情绪低落、莫名哭泣、全身乏力等症状。总是控制不住地想起不好的事情，每半个月会出现一次窒息感，发作时感觉自己快死了。睡眠节律紊乱，失眠、多梦、早醒。不想看到孩子，不想照顾孩子，不想听到孩子喊妈妈的声音。有自杀念头，但还可自行控制，无自杀计划。于三甲医院心理科诊断为伴焦虑状态的产后抑郁，已接受药物治疗。

家庭教育环境：患者为第二胎第二产，足月顺产，家中有一哥哥，兄妹二人关系一般。患者的母亲性格大大咧咧，曾在生产后有过一段时间的情绪问题，后自行好转。患者的父亲比较容易焦虑，与母亲关系不好。年幼时父母忙于工作，将患者寄养在姥姥家，后又寄养在姑姑家，亲子关系冷淡。

个人成长史：患者从小性格比较内向、容易焦虑、朋友不多、成绩中等。婚后婆媳关系差，与丈夫关系好，先后孕育两个女儿，一个5岁一个3岁。儿子出生后与丈夫关系变差，两人曾去离婚，因民政局预约期太长作罢。

家族史：否认家族中两系三代遗传性精神疾病史。

（2）咨询目标

① 调节情绪，能够放松身心，提升生活兴趣和增加愉悦感。

② 提升自我功能，增加自我了解，提高自我表达能力，增加适应能力。

③ 探索亲密关系模式和原生家庭模式，获得自我成长。

（3）沙盘师评估

生物因素：孕妇在生产前后多种激素的分泌和神经递质的释放出现较大波动，是产后抑郁的生理基础。

心理因素：童年时期生活动荡，亲子分离，母亲对来访者疏于照顾，忽视情感需求，形成不安全的依恋模式；父亲情绪不稳定对来访者有潜移默化的影响；父母关系差，多争吵，容易引发不安全感、低自尊，畏惧冲突，采用回避、压抑等方式，同时影响到来访者人际交往模式和亲密关系模式的形成和发展；渴望爱与关怀，渴望被照顾，但又不能如愿，内心存在强烈冲突，无法完成自我整合。

社会因素：婚后五年孕育三胎非常辛苦，母亲拒绝帮忙，丈夫无法理解和体谅来访者，婆媳关系针锋相对。

2.咨询过程

首次咨询观察：中等身材，面色蜡黄，面部表情少，时常皱眉叹气，激动时止不住哭泣，拒绝丈夫陪同。

来访者同时进行药物治疗、夫妻咨询及个体沙盘，本案例仅以沙盘为例。共进行15次沙盘，每周一次，每次50分钟。以下选取其中3次沙盘图片及部分讨论片段为例。

第一次沙盘：来访者介绍，这个雕像是《最后的晚餐》，看到它就想起小时候。有一次在吃完饭去睡觉的时候父母还在，睡醒了就只剩自己一个人了，之后好像有大半年父母都没回来过。老人模型就像孤独的自己，一个人孤零零地待在黑白的世界，不知道活着的意义是什么。来访者说自己现在过得生不如死，自己的妈妈都不愿意来帮忙。沙盘师给予共情："不管是从前还是现在，在父母面前你永远都是孩子，希望得到他们的关心与爱，他们这么做一定让你很难过、很无助。"

来访者突然大哭，沙盘师递给来访者纸巾，安静地等待其宣泄情绪，待她情绪稳定后邀请她继续说。来访者说着母亲有多么冷漠，好像自己不是她的孩子一样，现在自己也成为母亲，很害怕会变成她那样，但是自己现在不想照顾孩子，躲得远远的，不就是像自己妈妈那样吗？来访者依旧止不住地流泪。沙盘师问："你是怎么看待你的孩子的？"来访者答："对于他们我真的要崩溃了，很烦，什么事都要叫妈妈，好像没了我他们就活不下去。"沙盘师继续问："他们难道365天每天都令你烦得要发疯了，没有一天停歇吗？"来访者说倒也不是，并举了一些孩子乖巧可爱的例子。沙盘师反馈道："刚刚你在谈到自己孩子的优点时，表情看起来很温柔，你有发现吗？"来访者沉默了，过了很长时间才说话："也许我的孩子并不是一无是处。"沙盘师："他们就那么可恨？"来访者说："我没那么恨他们，但我无法照顾他们，我不行，没人帮我，他们都不理解我，我自己真的做不到。"沙盘师对来访者的这一发现给予肯定："你看，你已经明白了，无力照顾孩子并不等于不爱孩子。"来访者点头。沙盘师说："养育一个孩子本身就是十分困难的一件事，你有三个孩子需要照顾，简直是忙不过来了。所以这并不是你的错，不是你无能，不是你软弱，能坚持这么多年，一直做到最好，你真的很了不起。"来访者慢慢抬头看了沙盘师一眼又低下头，小声说了谢谢（图7-15）。

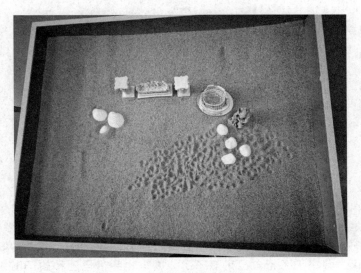

图7-15 产后抑郁案例第一次沙盘画面

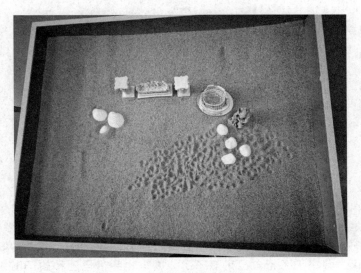

第七章 沙盘心理技术在妇产科领域中的应用

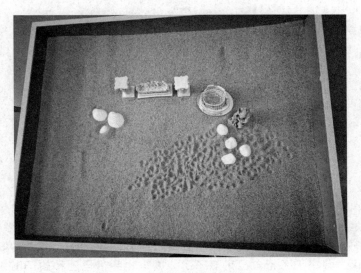

159

第四次沙盘：来访者说自己最近有心情看一些小说了，这两只鸟，来访者叫他们比翼鸟，因为小说中总是有很美好的爱情，在天愿做比翼鸟。自己的婚姻却这么失败，丈夫不关心自己，觉得自己娇气，自己还为他生儿育女操持家务，觉得白费了。沙盘师问道："你觉得丈夫如此差劲，你当时如何会和他结婚的？"来访者沉默了一会儿，说当时和现在不一样，一开始觉得丈夫为人淳朴老实，极为吃苦耐劳，任劳任怨，又说了一些年轻时候与丈夫的故事，都是比较开心和幸福的。沙盘师问："那你们婚后他突然就像变了一个人？"来访者否认，其实丈夫并不是完全变了，他为人还是正直能吃苦，但是感觉总是不能体谅自己，感觉自己做这么多在他眼里都看不到。沙盘师问："他多了一些地方是你以前没有发现的？"来访者说："好像是的。我觉得快要坚持不住了，想要有个人能够当自己坚实的后盾，但是我的丈夫做不到，他就觉得我总是想太多，一点困难都克服不了。"沙盘师问："这是他对你说的？"来访者摇头："我总这么觉得。"沙盘师问："也就是说这些是你想象的？"来访者说："也不算吧，反正我就这么觉得，应该就是这样。"沙盘师说："如果是我的话，我可能会直接向我的丈夫说出自己的猜测和想法。"来访者说："这样也不错，很坦诚，但是我觉得他不能理解我，即使我说出来了。"沙盘师说："这也是你的想象，我们要把想象和现实区分开来。"沙盘师安静地看向来访者，片刻后来访者低头："也许我真该试试。"（图7-16）

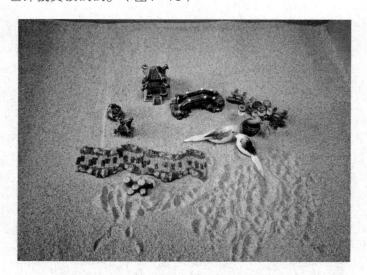

图7-16　产后抑郁案例第四次沙盘画面

第八次沙盘：来访者说，这些小鹿看起来像自己的孩子，自己是那只最大的鹿。这是一个小庭院，围栏是为了不受外界打扰，这里轻松、悠闲、舒适，是自己最向往的生活。但现实总是不会这么美好，自己压力很大。好在最近老公有所变化，会搭把手帮自己带孩子了，周末也会带自己和孩子出去转悠，比之前要好。沙盘师说："你越来越能发现生活中好的部分了。""是吗,我没有注意到,你这么一说好像是这样。"来访者说着并笑了一下,觉得可能是因为这样想能显得生活没有那么糟糕。沙盘师表示这是很大的进步,为她感到高兴。来访者有些惊讶,说以前不觉得这样的事情也值得夸奖,但是这样的感觉很不错,好像自己被肯定了(图7-17)。

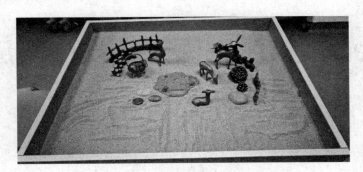

图7-17 产后抑郁案例第八次沙盘画面

3.沙盘效果评估

大约八次沙盘以后,来访者逐渐能够发现生活中变好的那部分;十二次后来访者的生活态度更积极,能够对自己的一些部分给予肯定;十五次沙盘后,因来访者个人原因,与沙盘师共同商定结束咨询。

焦虑抑郁自评量表得分:咨询前SAS得分为61分,SDS得分为70分;咨询后SAS得分为39分,SDS得分为42分。

4.反思和总结

产后抑郁症是产后最常见的精神疾病,怀孕妇女易受到体内激素或外界环境影响而患病,症状与抑郁症相似,通常在产后六周内第一次发病。在本案例中,从疾病发生的情况来看,来访者是在生理因素、心理因素和社会因素的多重影响下诱发了产后抑郁,并且伴有焦虑情绪。在心理咨询的过程中,对于来访者的焦虑情绪,选择采用放松技术,帮助其缓解紧张焦虑的情绪。通过沙盘将童年的分离创伤呈现,并在其中进行宣泄、转化、疗愈,帮助来访者不断地进行自我整合,充实自我的能量。最终目的是使来访者相信自己是独立的、有力量的个体,从而能够更有自信和勇气面对生活中的挑战。

第八章

沙盘心理技术在医护人员中的应用

随着社会的快速发展，工作、生活节奏的加快，各行业的竞争也日益激烈。人们普遍感受到压力剧增。成年人的压力主要源自职业或生计，以及工作相关的人际关系等。儿童青少年以及在校大学生的压力主要源自学业、学校环境和人际关系，以及社会、家庭环境是否发生重大的变故等。

一、医护人员的心理状况与心理干预

（一）医护人员的职业压力与心理状况

在社会职业中，医务工作关乎人的生命健康，责任重大。作为医院主体的医护人员常常面对患者因疾病导致的痛苦，面对患者死亡或濒临死亡的状况。工作时间长以及超负荷工作，经常使他们处于高度紧张状态。此外，医护人员还会面临本职业难以规避的风险，例如重大疫情流行、重大突发事件、医患冲突导致的伤医事件、艾滋病（HIV）职业暴露、精神疾病危机事件等。因此医护人员工作压力比其他职业更为显著。目前我国人群中心理疾病的发病率呈上升趋势，心理问题成为影响经济发展、社会和谐的重大社会问题。心身一体，人们心理上的困扰常常以躯体症状表现出来。一方面，许多人意识不到身体的问题与心理有关，另一方面，也由于对心理疾病的偏见，患者通常不去心理（精神）科室，而是倾向于到症状相关的临床科室就诊。目前大部分非精神心理科医护人员对心理精神疾病的辨识不足，可能会因误诊、误治出现加重病情的情况，既造成了医疗资源浪费，也增加了患者的经济负担。同时也会严重影响患者对医护人员的信任，甚至导致医患冲突。这种情形也更增加了医护人员的工作压力。

压力长期存在，会对人的心身健康产生负面影响。生理方面会出现功能和代谢紊乱，例如自主神经系统、内分泌系统和免疫系统的功能紊乱，出现各种身体症状，如心悸、头痛、肩颈痛、多虑、失眠、胸痛气短、手脚麻酸等，甚至出现高血压、胃溃疡、慢性头痛以及心脏病等病症；心理方面会出现注意力不集中、焦虑、恐惧、抑郁等情绪、心理问题。而长期处于不良的心身状态，会让医护人员产生职业倦怠，其主要表现为：精神紧张、心力交瘁、情绪耗竭、工作疏离感等。不难想象，长期超常的工作压力很可能会影响医护人员的工作效绩，增加出差错的概率，造成医患关系的恶性循环。一项针对国内136家公立三级医院医护人员（20786名医生，27575名护士）心理健康状况（自评）的研究显示，医生"不健康"的比例（16.21%）高于护士（10.76%），其中感知压力水平高、工作负荷大、夜班频度高、对就医环境满意度低、对医疗机构收入分配方案和晋升制度满意度低等因素是"不健康"的高危因素。目前临床各科室中肿瘤科、急诊科、ICU中心、精神心理科等科室的医护人员又因其特殊性比其他科室医护人员承受更大的压力。已有文献显示，肿瘤科医护人员的心理应激水平处于中等偏上水平（159名肿瘤科医护人员的研究）；急诊科医护人员的焦虑、抑郁得分均高于常模（206名急诊科医护人员的研究）；ICU中心医护人员常常出现神经衰弱、焦虑症和强迫症等神经症症状，抑郁和创伤后应激障碍的检出率也较高；精神心理科医护人员的焦虑、抑郁得分高于常模（七所医院240名精神心理科医护人员的研究）。

（二）医护人员的心理干预

医护人员肩负着恢复患者健康的崇高使命，他们不仅需要具备丰富的知识储备、精湛的医术，同时也需要具有高尚的医德，而这些都需以医护人员良好的心身状态为前提。因此，对医护人员的人文关怀意义重大。只有保证医护人员的心理和谐，才利于实际工作中问题及矛盾的解决，进而营造良好的工作氛围，建立和谐的医患关系。这对医疗质量的提升、促进医院的可持续发展以及促进现代医疗事业的发展都具有重要意义。

对医护人员的人文关怀，需要政府、社会、医疗机构以及医护人员共同努力。本章着重讨论医疗机构以及医护人员可以做的事情。从医疗机构管理层面来说，应在充分尊重信任的前提下，倾听医护人员的心声，解决他们的实际困难和诉求，丰富医护人员的业余文化生活，把对医患沟通的教育、指导、疏导工作常态化，并采用适当的激励方式给予鼓励。对于有心理帮助需要的医护人员，做到关心、帮助，必要时联络、协调、组织相应的心理干预活动。例如当危机事件发生时，要及时对受到影响的医护人员进行危机干预、心理辅导，以便尽快减轻或消除事件的负面影响；对于医护人员个人，更要重视自身的心身健康，特别是心理健康。因为身体的问题容易被发现和解决，而心理的问题却可以因其习惯性、隐匿性不易觉察，或由于人们观念中的偏见或误区而被忽视。

医护人员如何做好自身的心理健康建设和维护，体现在两个层面：一个是自助，即遇到困扰，先做自我心理调节，以保持自身心理的平衡状态；一个是他助，即当自我调节无果，需要寻求信赖的亲朋好友的帮助，或专业的心理干预，甚至精神医学诊疗。其中心理干预是专业心理师在心理学理论指导下，有计划、按步骤地对一定对象的心理活动、个性特征或心理问题施加影响，使之发生朝向预期目标变化的过程。其形式包括健康促进、预防性干预、心理咨询和心理治疗。其中健康促进是在普通人群中建立适应良好的行为、思想和生活方式，即一级干预；预防性干预是指对于高危人群的干预，即二级干预（一、二级干预常以团体心理辅导或心理健康讲座形式开展）；心理咨询和心理治疗是对已经产生心理问题或心理疾病的人进行的干预，即三级干预，多为一对一形式（其中夫妻及家庭咨询或治疗可为一对二或一对多形式）。但无论是自助还是寻求专业心理帮助，最终都是启动医护人员的自我心智成长之旅，其目的是激发和调动自身的动机和潜能，消除或缓解心理问题与障碍，促进人格的成熟和发展。

常用于医护人员的心理干预方法与运用于非医护人员的方法并无区别，包括精神分析、认知行为、个人中心、婚姻与家庭治疗、危机干预、团体心理辅导、催眠治疗、森田疗法、正念减压、沙盘心理技术等，采用何种方法取决于来访者的个人情况和心理治疗师的专业取向。应用于医护人员的心理干预方法多为团体心理辅导，例如正念干预（包括正念减压、正念呼吸训练、正念冥想等）、认知行为疗法、团体沙盘游戏等。既往文献显示，团体形式的心理辅导对增进医护人员的心理健康水平具有积极的意义。其中团体沙盘心理辅导可以降低临床科室医护人员焦虑情绪、减轻护士压力、减轻护士职业倦怠、降低ICU医护人员挑战性－障碍性压力，可以帮助医护人员换位思考，改变认知，积极应对挫折，增加职业获益感和主观幸福感。本章将重点讲述团体沙盘心理技术在医护人员中的应用。

二、团体沙盘心理技术在医护人员中的应用

团体沙盘心理技术应用于医护人员的心理建设已有十余年的实践经验。最常开展的团体沙盘主题是医护人员减压、团队建设以及个人成长等。

（一）操作流程及注意事项

1.操作流程

参见第二章内容，可以根据团体的具体目标要求调整操作流程。

2.注意事项

依据医护人员团体的特点应注意以下几点。

① 团体成员通常在同一所医疗机构工作，彼此是同事或上下级关系，可能会对沙盘小组的分享形成阻碍。带领者应在分组环节上有所考虑，尽量不把同科室、同部门的医护人员分在同一组，充分考虑接受团体成员请求调组的要求。

② 尽管同组成员来自不同科室，也是同事关系，沙盘分享也可能在一定程度上受到影响。应特别强调在团体沙盘操作开始之前公布保密纪律，并适时举行保密承诺仪式，充分营造一个自由、安全、受保护的空间，使团体成员的无意识得以整合、呈现，并在团体中分享交流。

③ 医护团体成员的资历、年龄、职务、个性有一定差距，因此在选择破冰方式时应选择适宜的方式，使破冰环节真正起到融合团体氛围的作用。

（二）案例分享

1.护士团体沙盘体验活动（半天）

（1）主题

减压、增强团队凝聚力。

（2）目的

创造释放压力的安全氛围，使护士们释放压力情绪，增强护理工作团队的凝聚力。

（3）参与人员

综合医院各临床科室护士。遵循分组注意事项，每次活动人数在30人左右，将参与者分成4～5组，每组6～7人。

（4）流程

步骤1（10分钟）：沙盘师自我介绍，介绍组织活动的目的、活动流程以及注意事项。活动的目的和流程根据活动主题和设置来确定，简单概括地介绍即可；注意事项应包括参加活动的纪律，如活动期间对与活动无关的交流、接听电话、玩手机、提前退出活动的限制要求。

步骤2（30分钟）：团队展示。

步骤3（30分钟）：沙盘要素及连接——摸沙、感受及分享。

步骤4（30分钟）：沙盘要素及连接——与沙具的连接。

步骤5（40分钟）：沙盘体验——释放压力。沙盘师分享自己的压力故事及感受（身体、情绪、想法），指导小组成员拿沙具、做组内分享。

步骤6（40分钟）：沙盘体验——应对压力。沙盘师（仍用刚才的沙具）讲述自己怎样应对压力的故事，大家也仍用自己的压力沙具，考虑准备应对这个压力，做组内分享，视时间和氛围，决定是否进行组间分享及进行几次。

步骤7（10分钟）：分享、总结、保密承诺。

在小组分享中，不少组员在小组内和总结发言过程中表达了内心深处的感受，分享内容如下。

分享1：其实很长时间以来，总是在忙忙忙、赶赶赶，工作、生活、家里家外地忙碌，积压了很多情绪。即便是一段时间内存在比较持续的郁闷，也没有意识到可以寻找方法专门去处理这种情绪，所以一直没有真正关注自己的内心，感觉到麻木，有一种像是生锈了的感觉。今天和小组伙伴一起交流感觉很受震动，很受鼓舞。

分享2：刚听到护士长通知大家参加什么沙盘活动时有点烦，心里想：又来什么事儿？还嫌我不累不烦吗？有时间让我歇会儿不好吗？但活动的过程中我被这种形式吸引了，分享和交流之后不知不觉地感到身体和精神都轻松了，好神奇的游戏。

分享3：如果不是游戏规则要求人人都参与，我很难找到这样的机会和大家一起交流，感觉自己在人多的时候说的话往往都是场面上的或者言不由衷的，很少表达内心的真实感受，像今天这样和不熟悉的人分享内心感受就更不可能了。今天的体验让我觉得，有了情绪和感受需要表达出来，总是压抑真情实感而不愿表达、羞于表达无益于心理健康状况的保持。

（5）活动总结

本次活动分三个批次以同样的形式开展，参与者为某医院护理部100余名护士。通过小组分享，护士们舒缓和释放了部分压力和情绪，感受到同组伙伴的信任和支持，对改善心理状态具有积极的作用。也让大多数没有接触过沙盘的参与者对团体沙盘的工作形式有了一些了解和熟悉，为今后开展团体沙盘活动创造了有利条件。

2.护士团体主题沙盘系列活动（8次）

（1）主题

克服职业倦怠，促进个人成长。

（2）背景和目的

本次活动参与者为某三甲综合医院肿瘤外科护士。由于涉及肿瘤患者的手术治疗，临床护理工作繁重，加之医院管理层面上对护理相关的各种技术规范、服务规范的执行及成效有严格要求，护理工作承受较大的压力。科室护理团队中存在一定的懈怠情绪和冲突对立现象。在科室护士长的建议下，举办这次团体主题沙盘活动，目的是通过分享、表达增进对自己的了解，释放压力情绪。同时通过多层次沟通和观照，增进对同伴的了解，调整心理状态和人际关系，最终起到促进个人成长、增强团队凝聚力和战斗力、促进团队成长的目的。

（3）参与人员

综合医院肿瘤科护士，共16人，分为两组，每组8人。

（4）设置

沙盘活动每周一次，每次1～1.5小时。

（5）流程

活动前准备：动员、告知活动的总体安排，参与者填写心理干预前测量表（护士情绪管理量表、主观幸福感量表、护士工作满意度量表）。

第1次活动：团建和沙盘要素连接。

步骤1（30分钟）：团队建设、团队展示。

步骤2（40分钟）：沙盘要素及连接——摸沙感受及分享、自己的沙具故事分享。

步骤3（10分钟）：在沙盘师带领下提问、分享、交流、总结、举行保密承诺仪式。

第2次活动：无主题沙盘。

步骤1（50分钟）：在沙盘师的引导下，小组成员每人取3～5个沙具，讲述自己与沙具的故事，与自己的无意识连接。

步骤2（15分钟）：在沙盘师带领下提问、分享、交流、总结、举行保密承诺仪式。

第3次活动：主题沙盘。

步骤1（50分钟）：在沙盘师童年或家庭（沙具）故事的引导下，小组成员自选主题，如童年的记忆、我的家、我的成长故事、童年对我最有影响的人。

步骤2（15分钟）：在沙盘师带领下提问、分享、交流、总结、举行保密承诺仪式。

第4次活动：主题沙盘——压力释放与压力应对。

步骤1（40分钟）：释放压力。沙盘师分享自己的压力（沙具），故事及感受（身体、情绪、想法），指导小组成员拿数个沙具、做组内分享。

步骤2（40分钟）：应对压力。沙盘师（仍用刚才的沙具）讲述自己怎样应对压力的故事，大家也仍用自己的压力沙具，考虑如何应对这个压力，做组内分享及组间分享。

步骤3（10分钟）：在沙盘师带领下提问、分享、交流、总结、举行保密承诺仪式。

第5次活动：主题沙盘——以积极的心态认识自己、认识他人。

步骤1（30分钟）：在沙盘师分享自己突出优秀品质故事的引导下，小组成员选择1～3个沙具，代表自己最突出的优秀品质，在小组内分享一个能体现该品质的故事。

步骤2（50分）：沙盘师指导大家再为小组其他成员各选1～2个沙具，分别代表你认为他们最突出的优秀品质，小组内分享。

步骤3（10分钟）：在沙盘师带领下提问、分享、交流、总结、举行保密承诺仪式。

第6次活动：主题沙盘——成长过程中对自己影响至深的一件事或一个人。

步骤1（50分钟）：在沙盘师讲述对自己成长影响至深故事的引导下，小组成员每人取3～5个沙具，讲述成长过程中对自己影响至深的一件事或一个人的故事，以及带来的影响。

步骤2（20分钟）：在沙盘师带领下提问、分享、交流、总结、举行保密承诺仪式。

第7次活动：主题沙盘——护士工作或职业带给自己的成长。

步骤1（50分钟）：在沙盘师职业成长故事的引导下，小组成员每人取3～5个沙具，讲述从事护士职业后的个人成长的感悟。

步骤2（20分钟）：在沙盘师带领下提问、分享、交流、总结、举行保密承诺仪式。

第8次活动：我的未来愿景。

步骤1（50分钟）：在沙盘师个人未来愿景故事的引导下，小组成员每人取任意个沙具，讲述自己的未来愿景。可以是职业发展，可以是情感、家庭、个人兴趣爱好等方面，或综合这些方面。

步骤2（20分钟）：每位组员谈8次团体沙盘活动后自己的感受和收获。

步骤3（10分钟）：在沙盘师带领下总结、举行保密承诺仪式。

活动结束，完成心理干预后测量表（护士情绪管理量表、主观幸福感量表、护士工作满意度量表）。

（6）活动总结

本次活动为期两个月，所有参加活动的护士都真诚分享了自己的感受和收获，表示彼此做同事多年来，每天都忙于临床护理工作，除个别同事外，平时相互交流、进一步了解的机会并不多，有时不充分的沟通还会产生一些偏见或误解。两个月沙盘活动中的坦诚分享交流，增进了彼此之间的交流和理解，对工作中的协作配合很有益处。同时也在沙盘的情境中更多地看见未知的自己，意识到认识自己的重要性，并感受到来自同伴的信任、认同和支持非常重要。认为团体沙盘游戏有助于情绪的改善、主观幸福感和工作满意度的提升。干预前后的护士情绪管理量表、主观幸福感量表、护士工作满意度量表的评分结果也支持以上结论。

参考文献

[1] 沈渔邨. 精神病学[M]. 5版. 北京：人民卫生出版社，2009.

[2] 林崇德，杨治良，黄希庭. 心理学大辞典[M]. 上海：上海教育出版社，2003.

[3] 吴爱勤，袁勇贵. 中国心身相关障碍规范化诊疗指南[M]. 北京：中华医学电子音像出版社，2022.

[4] 申荷永，高岚. 沙盘游戏：理论与实践[M]. 广州：广东高等教育出版社，2004.

[5] 高岚，申荷永. 沙盘游戏疗法[M]. 北京：中国人民大学出版社，2012.

[6] 刘建新，于晶. 沙盘师训练与成长：体验式团体心理沙盘技术实用教程[M]. 北京：化学工业出版社，2016.

[7] 荣格. 回忆·梦·思考[M]. 刘国彬，杨德友，译. 沈阳：辽宁人民出版社，1998.

[8] 山中康裕. 沙游疗法与表现疗法[M]. 台北：心灵工坊文化公司，2004.

[9] Sana L. Expressive therapies for sexual issues: a social work perspective[M]. New York: Springer Science Business Media, 2013.

[10] Mitchell R R, Friedman H S. Sandplay: Past, Present and future [M]. London: Routledge, 1994.

[11] Richard K. James, Burl E. Gilliland. 危机干预策略[M]. 肖水源，周亮，等译. 北京：中国轻工业出版社，2017.

[12] 安媛媛. 创伤心理学[M]. 南京：南京师范大学出版社，2019.

[13] 施琪嘉. 创伤心理学[M]. 北京：人民卫生出版社，2013.

[14] 齐建林. 紧急事件应激晤谈（CISD）临床理论与实践指南[M]. 北京：中国协和医科大学出版社，2017.

[15] 刘建新，于晶. 体验式团体沙盘心理技术操作手册[M]. 北京：化学工业出版社，2017.

[16] 于晶，苏延恒. 社会工作者之团体沙盘心理技术应用操作手册[M]. 北京：北京时代华文书局，2021.

[17] 卡尔. 儿童和青少年临床心理学[M]. 张建新，等译. 上海：华东师范大学出版社，2005.

[18] 美国精神医学会. 精神障碍诊断与统计手册[M]. 张道龙，等译. 5版. 北京：北京大学出版社，2014.

[19] 樊富民，何瑾. 团体心理辅导[M]. 上海：华东师范大学出版社，2010.

[20] Christopher Peterson. 打开积极心理学之门 [M]. 侯玉波，王非，等译. 北京：机械工业出版社，2019.

[21] 玛德琳·德·利特尔. 言语无法抵达之域：沙盘中的神经科学与萨提亚模式 [M]. 重庆：西南师范大学出版社，2021.

[22] James L. Levenson. 心身医学 [M]. 吕秋云，译. 北京：北京大学医学出版社，2010.

[23] Barbara Labovitz Boik，E Anna Goodwin. 沙游治疗——心理治疗师实践手册 [M]. 田宝伟，等译. 北京：中国轻工业出版社，2012.

[24] 张日昇. 箱庭疗法的心理临床 [M]. 北京：北京师范大学出版社，2016.

[25] 全国卫生专业技术资格考试专家委员会编写. 心理治疗学 [M]. 北京：人民卫生出版社，2023.

[26] 托德·希瑟顿，迈克尔·赫布尔. 心理健康百科全书心理病理卷（中文版）[M]. 上海：上海教育出版社，2004.

[27] 莫瑞·史坦. 荣格心灵地图 [M]. 朱侃如，译. 台北：立绪文化事业有限公司，1999.

[28] 郑修霞. 妇产科护理学 [M]. 北京：人民卫生出版社，2006.

[29] 冯文林，伍海涛. 试论《内经》中的心身医学 [J]. 辽宁中医杂志，2015，42（4）：724-725.

[30] 朱春润，刘涛. 世界各国心身医学发展简况（上）[J]. 中国社会医学，1988（02）：29-31.

[31] 朱春润，刘涛. 世界各国心身医学发展简况（下）[J]. 中国社会医学，1988（03）：30-33.

[32] 曹建新. 从哲学走向临床的心身医学 [J]. 中华诊断学电子杂志，2016，4（3）：194-197.

[33] 王铭维. 心身疾病——精神疾病还是躯体疾病 [J]. 医学与哲学（B），2012，33（1）：11-13.

[34] 袁勇贵，刘晓云，陈素珍，等. 临床上的疑难杂症与心身疾病 [J]. 实用老年医学，2016（9）：708-711.

[35] 吴文源，骆艳丽，李春波，等. 持续的躯体形式疼痛障碍患者抑郁症状的特征及治疗 [J]. 中国心理卫生杂志，2003（03）：147-149.

[36] 何裕民. 社会心理致病因素剖析 [J]. 山东医科大学学报（社会科学版），1989（01）：30-33.

[37] 卢宁. 个性特征与心身疾病的关系 [J]. 中国行为医学科学，1994（03）：165-167.

[38] 刘天资，王国经，周丁华. 人类疾病遗传易感性研究方法进展 [J]. 生物信息学，2020，18（03）：133-140.

[39] 田野，徐桂娟，宋震，等. 沙盘游戏治疗对轻中度抑郁障碍患者个人和社会功能的影响分析 [J]. 医学信息，2018，31（17）：94-96.

[40] 张金玲，梁鑫浩，曹灵霞，等．沙盘游戏治疗对抑郁症患者的干预效果评价[J]．精神医学杂志，2021，34（1）：35-38.

[41] 宋晓红，李建明，武克文，等．沙盘游戏对焦虑抑郁共病患者睡眠质量及焦虑抑郁水平的影响[J]．中国药物与临床，2019，19（02）：252-254.

[42] 张勇，吴红燕．沙盘游戏治疗对精神分裂症后抑郁患者执行功能的影响[J]．继续医学教育，2018，32（9）：92-94.

[43] 胡海萍．沙盘游戏疗法治疗躯体形式的植物神经功能紊乱个案报告[J]．心理学通讯，2019，2（4）：284-290.

[44] Gauthier M F. Immigrant and refugee preschoolers' sandplay representations of the tsunami[J]. Arts in Psychotherapy, 2007, 34（2）: 99-113.

[45] Cai C H, Shen H Y. "Garden of the Heart-Soul" in the earthquake area of China: creativity and transformation[J]. Jung J, 2010, 4（2）: 5-15.

[46] 诸兴善．氯氮平阿立哌唑联合团体心理治疗对精神分裂症患者临床疗效及糖脂代谢水平的影响[J]．心理月刊，2020（21）：191-192.

[47] Reiche E M, Nunes S O, Morimoto H K. Stress, depression, the immune system, and cancer[J]. The lancet oncology, 2004（10）: 617-625.

[48] Hons M A P B S, Christopher C T M D , Phyllis N B P D, et al. The role of psychosocial factors in the development of breast carcinoma: Part Ⅱ[J]. Cancer, 2001, 91（4）: 686-697.

[49] 李洋洋，陈雪松．慢性心理应激对肿瘤影响的研究进展[J]．中国肿瘤，2020，29（6）：458-462.

[50] 朱应，朱均权，蔡国英．不同程度癌痛患者焦虑与抑郁状况调查研究[J]．中国预防医学杂志，2016（6）：455-457.

[51] 谢红军．慢性心理应激对肿瘤生长的影响[J]．财富时代，2020，179（04）：242-243.

[52] 王伟，马鑫，南亚昀．心理干预对晚期肿瘤患者负性情绪影响的Meta分析[J]．海南医学，2021，32（7）：936-939.

[53] 中华预防医学会心身健康学组，中国妇幼保健协会妇女心理保健技术学组．孕产妇心理健康管理专家共识（2019年）[J]．中国妇幼健康研究，2019（07）：781-786.

[54] 储成美，薛晓玲，蔡义红，等．沙盘游戏对改善妇科围手术期患者焦虑情绪的影响[J]．上海护理，2019，19（3）：48-50.

[55] 孙莲莲，叶秀宁，王亚静．团体沙盘游戏对孕妇焦虑情绪的干预研究[J]．中国妇幼保健，2015，30（21）：3582-3584.

[56] 杨靖梅，吴馨婷，闫锦威，等．产后抑郁症病理生理和影响因素的研究进展[J]．临床医学进展，2022，12（5）：4870-4876.

参考文献

[57] 周蕾，曾雪琴，郑雨晴，等. 医护人员心理健康服务与医患关系相关性调查研究[J]. 医学与哲学，2019（7）：62-64+77.

[58] 吴世超. 中国136家三级公立医院医护人员心理健康自评现状及影响因素研究[D]. 北京：北京协和医学院，2014.

[59] 王文娟，邓铸. 医护人员心理应激与应对方式的调查研究[C]//中国心理学会. 增强心理学服务社会的意识和功能——中国心理学会成立90周年纪念大会暨第十四届全国心理学学术会议论文摘要集. 2011：490.

[60] 王建强，郑伟，郑盼，等. ICU医护人员心理健康状况的研究进展[J]. 中国民康医学，2014，26（17）：76-78.

[61] Meredith M, Jacqueline J, Marc M. A qualitative study of resilience and posttraumatic stress disorder in United States ICU nurses[J]. Intensive care medicine, 2012, 38（9）: 1445-1451.

[62] 范鑫，姜月. 精神卫生专科医院医护人员心理健康状况[J]. 中国健康心理学杂志，2014，22（7）：1001-1003.

[63] 徐曼. 人文关怀视角下的医护工作者心理疏导研究[J]. 科技资讯，2019，17（11）：188-189.

[64] 彭惠子，余文婷，王珊珊，等. 团体简化认知行为疗法对援鄂一线医护人员焦虑抑郁状态的改善作用[J]. 山东医药，2021，61（3）：59-62.

[65] 高海妮. 团体沙盘游戏对降低临床科室医护人员焦虑情绪的观察[J]. 国际医药卫生导报，2016，22（2）：295-296.

[66] 李淑芳，黎红萍，陈秀霞，等. 团体沙盘游戏在减轻护士压力中的应用研究[J]. 深圳中西医结合杂志，2015，25（15）：153-154.

[67] 徐红群，周永琴，穆国英，等. 团体沙盘游戏对护士职业倦怠的影响研究[J]. 护理与康复，2012，11（09）：809-811.

[68] 常淑莹，贺春艳，杨小平. 团体沙盘游戏对ICU医护人员挑战性-障碍性压力的干预效果[J]. 中国医学创新，2017，14（26）：77-81.

[69] 范红霞，高岚，申荷永. 荣格分析心理学中的"人"及其发展[J]. 教育研究，2006（9）：70-73.